의료 초음파의 기초 및 원리

의료 초음파의 기초 및 원리

발행일 2020년 3월 25일 발행인 이진숙 지은이 송희정 · 김상범
펴낸곳 충남대학교출판문화원 주소 대전광역시 유성구 대학로 99
전화 042-821-6045 홈페이지 www.cnupress.co.kr E-mail cnupress@cnu.ac.kr

ISBN 979-11-6503-038-4 93510
정가 20,000원

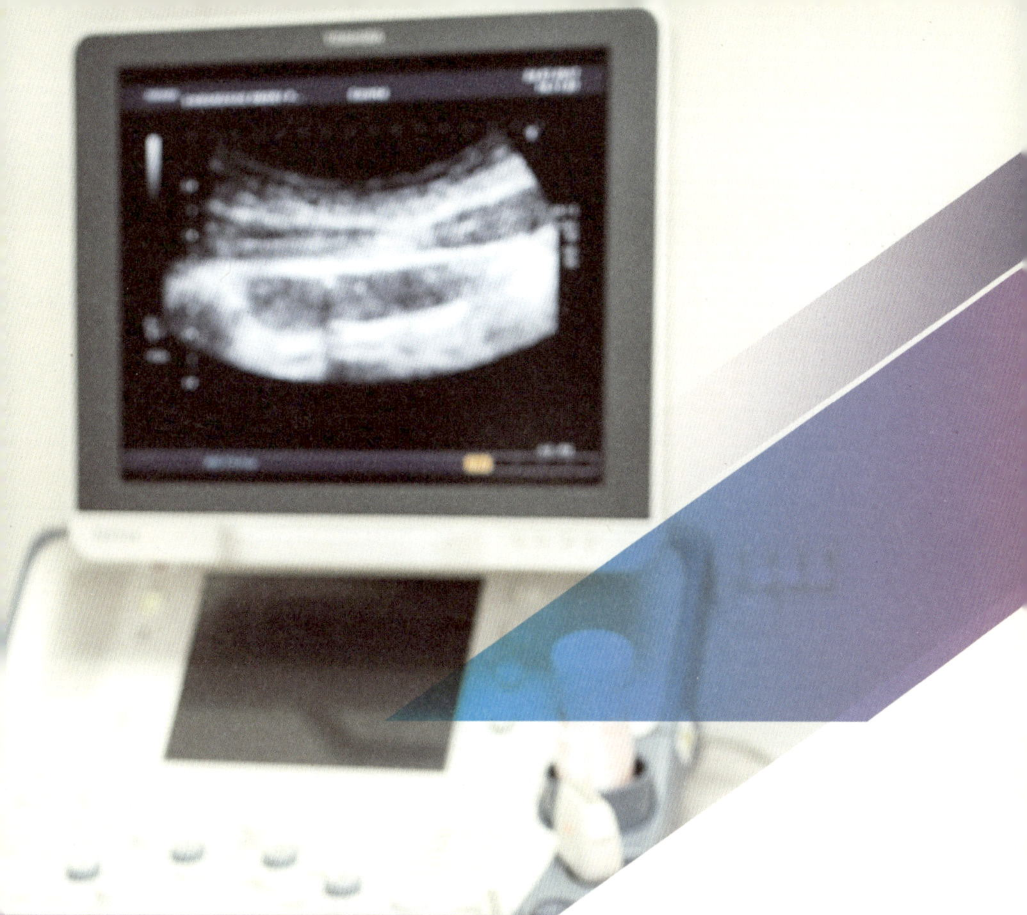

의료 초음파의 기초 및 원리

송희정 · 김상범

충남대학교출판문화원

머리말

거의 30여년 전 전공의 수련기간 중에 근무하던 병원으로 TCD (Transcranial Doppler)장비가 처음 도입되었다. 견고한 두개골을 통과하여 초음파가 머리 속으로 들어갈 수 있으며 뇌혈류 검사가 가능하다는 것을 알게 되어 초음파의 세계에 흥미를 갖게 되었다.

하지만 당시만 해도 초음파는 산부인과와 내과에서 많이 사용되는 장비였고 신경과 영역에서는 유용성이 거의 알려지지 않았다. 당연히 변변한 교재도 없었기 때문에 장비에 딸려온 매뉴얼을 독학하면서 초음파에 대한 단편적인 지식만을 얻을 수 있었다. 이후 서울의 한 대학병원에서 전임의 생활을 하면서 신경초음파에 대한 지식을 조금 더 쌓을 수 있었고 이후 평생의 업에 초음파가 한 켠을 차지하게 되었다.

바쁜 업무 중에도 틈틈이 초음파에 대한 공부를 계속하면서 의료분야에서 초음파가 처음 도입된 분야가 내과나 산부인과 등의 복부, 골반 장기가 아니라 두개골을 경유한 대뇌 영상이었다는 것을 알게 되어 한 편으로 놀랍고 반가웠던 기억이 난다.

최근까지 의료분야에서 초음파 관련 문헌은 수 없이 많이 출판되었고 다양한 분야에서 활용되고 있다. 이러한 문헌을 보면서 느꼈던 것은 대부분이 임상적인 면에 중점을 두고 출판되었다는 것이다. 물론 궁극적인 목표는 환자 질병의 정확한 진단이므로 진료에서 초음파가 이를 뒷받침하는 것이 우선이겠지만 초음파 기초지식이 없는 진료는 사상누각이라서 그 응용이나 확장성에서 한계를 보일 수 밖에 없다. 따라서 진료뿐만 아니라 초음파를 이용한 연구에서 특히 그 기초지식의 필요성이 절실하다고 볼 수 있다.

의학 전반에 걸쳐서 초음파는 도입 초기에는 진단 목적으로 많이 사용되었으나 현대의학의 발전에 힘입어 종양, 퇴행성질환 등의 치료에도 적용되기 시작하였다.

저자들이 몸담고 있는 신경계질환 영역에서도 초음파의 유용성이 점차 커지고 있는데, 뇌혈관질환에 대한 중재치료 시, TCD를 이용하여 뇌혈류변화를 모니터링하고 있고, 뇌사판정에도 사용되고 있다. 경동맥초음파를 비롯한 혈관초음파로 동맥경화반의 초기부터 말기까지의 진행과정을 모니터링할 뿐만 아니라 예후판정에도 이용되고 있다. 초음파를 이용하면 혈관벽의 구조, 혈전형성 및 색전현상, 와류 등을 시각적으로 관찰할 수 있다. 따라서 동맥경화와 혈전색전증의 위험인자 조절,

생활습관 조절, 혈관중재술 등에 대한 전향적 무작위 임상연구들이 진행되고 있으며 초음파가 혈관질환의 발병 기전 연구에서 유용함을 인정받고 있다.

진단영상 분야에도 비약적인 발전이 이루어져 파킨슨병에서 흑색질(substantia nigra)의 변화를 찾아내었고, 말초신경 및 근육질환의 진단에서 초음파검사의 활용범위가 점차 커져가고 있다. 또한 1970년대부터 중환자의학에도 응용되어 횡격막의 운동성, 폐부종, 흉막삼출 등을 검사하는 데에도 이용되고 있다.

임상연구 뿐만 아니라 동물실험을 통한 중개연구에도 많이 활용되고 있다. 알츠하이머병, 혈관성치매 동물 모델에서 저강도 초음파를 조사한 뒤 (low intensity whole brain ultrasonography) 인지기능의 개선효과가 입증되었고, 최근에는 항암제 등의 치료약물을 탑재한 나노입자를 투여한 동물에서 초음파를 조사함으로써 혈뇌관문을 일시적으로 개방시켜 투여약물침투를 촉진하는 치료효과개선 연구가 진행되고 있다.

위와 같이 초음파, 특히 신경초음파 분야에서는 전통적인 뇌혈관질환의 진단뿐만 아니라 뇌혈류역학 연구, 신경중재치료 모니터링 등의 분야에서 널리 활용되고 있고 말초신경, 근육질환, 중환자의학 등의 분야에서도 그 유용성이 입증되었으며 기초의학 및 중개연구 분야에서도 활동범위를 넓혀가고 있다. 또한 치료 분야에서도 뇌종양, 파킨슨병에는 이미 임상적으로 이용되고 있으며 면역매개뇌질환, 알츠하이머병 등의 치료에 대한 연구가 수행되고 있다.

저자들은 진단, 치료와 더불어 기초 및 중개의학 연구에 다양하게 이용되고 있는 초음파에 대한 이해의 폭을 넓히고자 본 책자를 기획하게 되었고 이를 기초로 신경계를 비롯한 다양한 분야에서 초음파를 이용한 진료 및 연구에 도움을 드리고자 한다.

2020년 2월

충남대학교 의과대학 신경과학교실, 충남대학교병원 신경과 송희정
경희대학교 의과대학 신경과학교실, 강동경희대학교병원 신경과 김상범

Contents

Chapter 03 허상 (Artifacts) 63

Chapter 04 도플러 원리 및 응용 77

Chapter 01

초음파에 관하여

I. 초음파의 기초적인 성질
II. 파(wave)의 특성
III. 음파와 주파수
IV. 파장과 음파의 속도
V. 음파의 중요한 물리적 성질

1 초음파에 관하여

I. 초음파의 기초적인 성질

i. 초음파란?

사람이 들을 수 있는 소리의 주파수는 20~20,000 Hz에 해당한다. 이 범위 이상의 고주파수를 가진 음파를 초음파라고 하고 이보다 낮은 주파수의 소리는 초저음이라고 할 수 있다. (그림 1-1)

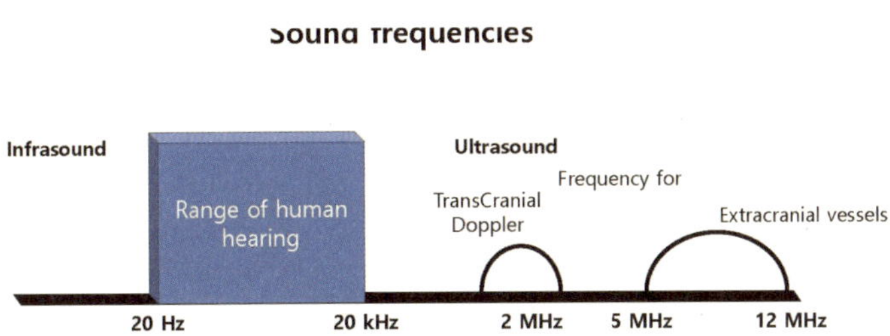

그림 1-1. 음파와 초음파

ⅱ. 의학적 진단에서 응용

소리는 고체, 액체, 기체 등의 매질을 통하여 전달되지만 진공상태에서는 전달되지 않는다. 초음파도 소리의 일종이라고 볼 수 있으므로 생체조직 안에서 전달이 가능하다. 생체는 대부분이 물로 구성되어 있기 때문에 전달 속도 역시 물에서의 전달 속도와 비슷하다. 강도가 센 초음파는 인체에 영향을 줄 수 있으나 강도가 약한 초음파는 인체에 침습적이지 않으며 거의 영향을 주지 않는다. 고주파 초음파는 주변으로 퍼지지 않고 직진하는 성질이 있으므로 초음파를 생체에서 이용하는 것이 가능하다.

생체 내에는 여러 종류의 조직이 있는데, 각 조직에서 그 구성성분에 따라 음파가 전달되는 특성이 모두 다르다. 또한 음파는 서로 다른 조직 간의 경계에서 일부가 반사되어 나오는 에코(echo)를 생성하므로 이를 진단에 이용할 수 있다. 초음파를 조사한 후 반사되어 돌아오는 에코의 도착 시간을 측정하여 체표면에서 다른 조직의 경계까지의 거리를 알 수 있다.

일반적으로 초음파 진단장비는 3~15 MHz정도의 주파수를 사용하지만 특정 부위에서는 1.5 MHz, 또는 20~30 MHz의 주파수를 이용하기도 한다.

ⅲ. 초음파 진단법의 특징

초음파검사에는 다음과 같은 특징이 있다.

1. 인체에 해를 주지 않는 비침습적인 방법이므로 필요에 따라 반복하

여 검사할 수 있다.

2. 실시간으로 단면을 영상에 표시하여 확인할 수 있고 조직의 형태 뿐만 아니라 시간에 따른 움직임의 변화를 볼 수 있다.
3. 도플러(Doppler) 원리를 이용하여 혈류를 관찰하고 그 속도를 측정할 수 있다.
4. 장비의 크기가 비교적 작고 비용이 낮으며 이동하여 사용할 수 있다.
5. 공기와 뼈에서는 반사가 큰 것이 약점이지만 두개강 내, 흉부 등 특정 부위의 검사 시에는 이 성질을 이용하여 조직을 구별할 수도 있다.

II. 파(wave)의 특성

i. 파

파에는 횡파와 종파가 있다.

횡파는 진동방향에 대하여 수직으로 전달되는 파를 말하고, 종파는 파의 전달 방향이 진동방향과 같은 파이다. 횡파와 종파 모두 파가 전달되는 물질 (매질)은 진동을 하게 되고 이 진동이 각 부분에 차례로 전달된다. (그림 1-2)

파가 전달되는 속도를 전파속도라고 한다.

종을 울리면 그 진동이 인접한 공기를 진동시켜 공기 분자가 진동하고 순차적으로 주변으로 전달된다. 공기가 진동하는 방향과 진동이 전파되는 방향이 같으므로 음파는 종파라고 할 수 있다.

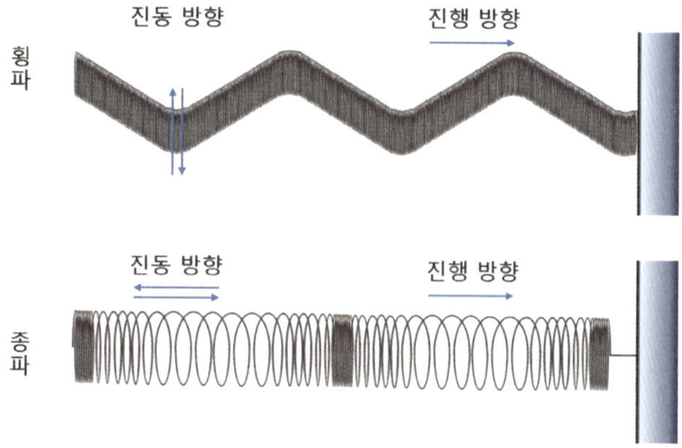

그림 1-2. 음파의 종류

ⅱ. 주기 (period)

그림 1-3에서 가로방향은 시간(t)을, 세로방향은 파의 크기(amplitude)를 나타낸다. 주기 T는 파가 1회 진동하는데 걸리는 시간을 말하고, 1초 동안 진동하는 횟수가 주파수(f)가 된다. 만약 1초에 10회 진동을 한다면 주파수는 10 Hz가 되고 주기는 1/10초가 되는 것이다.

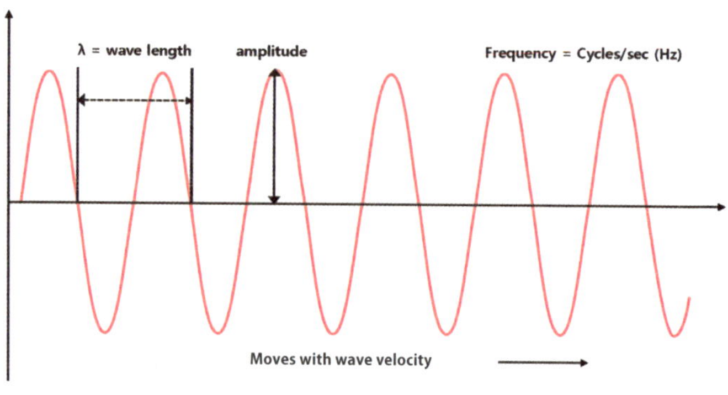

그림 1-3. 음파의 특성

$$\text{주파수}\ F(\text{Hz}) = \frac{1}{\text{T (sec, 초)}}$$

주기 T가 1 μs라고 하면 1초 동안에 1백만번 진동을 하므로 주파수는 1 MHz가 된다. 역으로 주파수가 2.5 MHz라고 하면 주기는 1/F에 의하여 $\frac{1}{2.5\ MHz} = \frac{1}{2.5\times10^{6}\ Hz} = \frac{1}{2.5}\times 10^{-6}[s] = 0.4\times 10^{-6}[s] = 0.4[\mu s]$ 가 됨을 알 수 있다.

주기의 단위는 시간이고 파장의 단위는 거리이다.

ⅲ. 파의 종류

파는 연속파 (continuous wave)와 펄스파 (pulsed wave)의 두가지 종류가 있는데 연속파는 일정한 주기 및 진폭으로 계속되는 상태의 파이고 펄스파는 짧게 지속되고 끝나는 파를 말한다. 여러 개의 펄스파가 반복되어 나타나는 것을 'burst파'라고 한다. (그림 1-4)

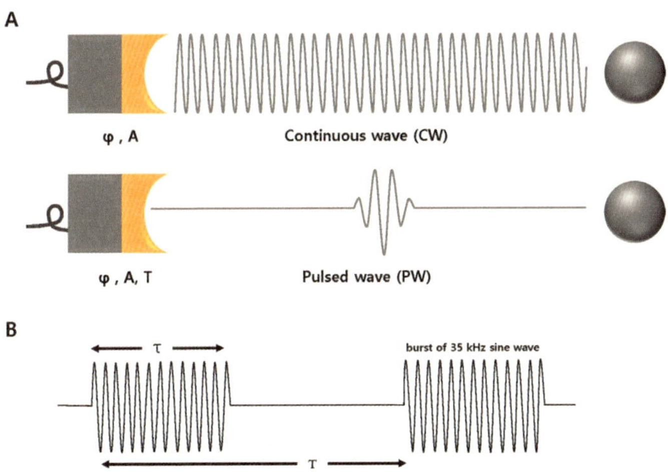

그림 1-4. 파의 종류 A: 연속파와 펄스파, B: burst파

초음파를 이용하여 단면영상을 얻을 때에는 일정한 시간간격이 있는 펄스파를 이용한다. (그림 1-5)

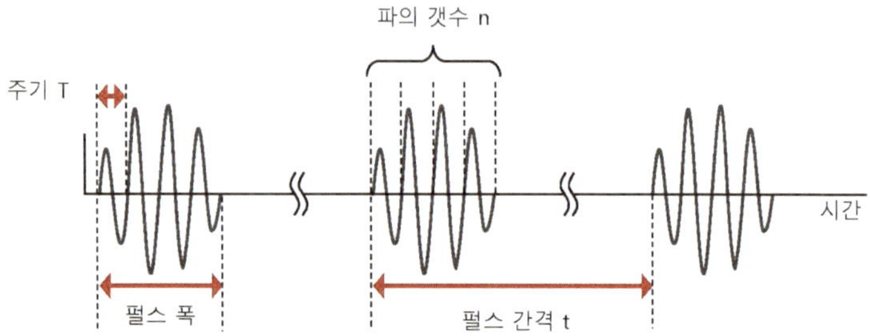

그림 1-5. 펄스파의 성질

하나의 펄스파가 반복되면서 주기적으로 생성되는 펄스파를 만들고 1초동안 반복되는 횟수를 펄스반복주파수 (pulse repetition frequency, PRF)라고 한다.

$$\mathrm{PRF}\,[\mathrm{Hz}] = \frac{1}{\text{펄스간격}\ t_{(s)}}$$

$$\text{펄스 폭}\ [\mathrm{S}] = \mathrm{n} \times \mathrm{T}\ [\mathrm{S}]$$

즉 펄스를 이루고 있는 파는 고유의 주파수, 진폭, 주기 등의 성질을 가지게 되고 이 파들이 합쳐져 하나의 펄스를 형성하면서 펄스폭을 만들고, 펄스가 반복되면서 펄스간격, PRF 등을 생성한다. (그림 1-5)

ⅳ. 파 합치기

파는 다양한 형태가 있는데 하나의 파는 서로 다른 주파수와 진폭을 가진 여러 파가 더해져 생성된다.

규칙적인 주파수를 가지고 있는 사인파 W0에 다양한 주파수를 가지는 사인파를 합치면 톱니바퀴 모양 W' (W_1, W_2를 합쳤을 때) 또는 사각형 모양의 W'' (W_3, W_4를 합쳤을 때) 같은 파를 만들 수 있다. (그림 1-6, 7)

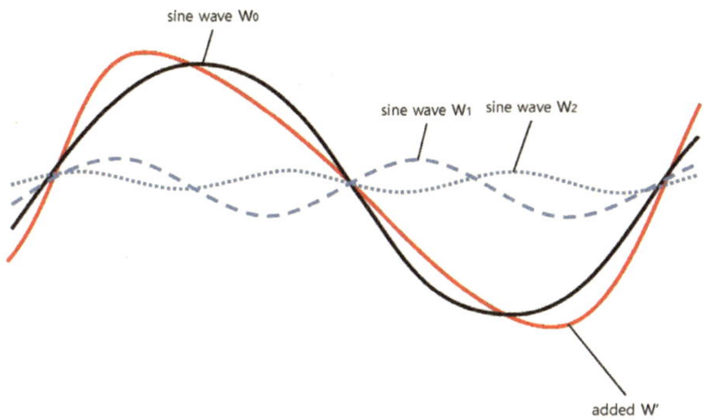

그림 1-6. 파 합치기-I

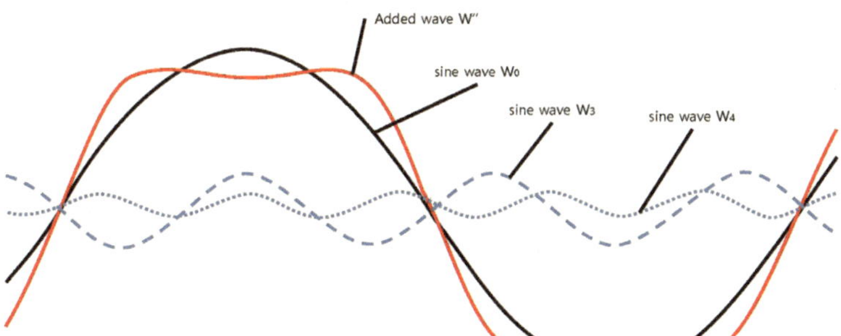

그림 1-7. 파 합치기-II

Ⅲ. 음파와 주파수

i. 음파에 포함된 주파수 분포

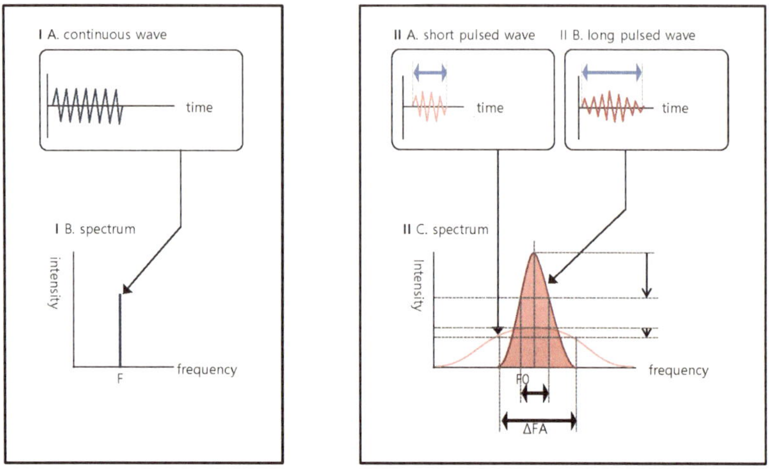

그림 1-8. 주파수 성분

위 그림 1-8의 I에서 연속파의 주파수는 일정하므로 주파수 분석을 하면 스펙트럼 그림에서 하나의 주파수에 고정된 단일성분 주파수의 그래프를 보여주지만 (그림 I-B), 그림 II에서 주파수분석을 하면 기본주파수 F0 주변으로 다양한 분포를 보이는 것을 알 수 있다. 즉 이것은 하나의 파가 다양한 주파수를 나타내는 여러 개의 파로 구성되어 있다는 것을 의미한다. 이 원리를 이용하여 Fast Fourier Transformation을 할 수 있다. (그림 1-9)

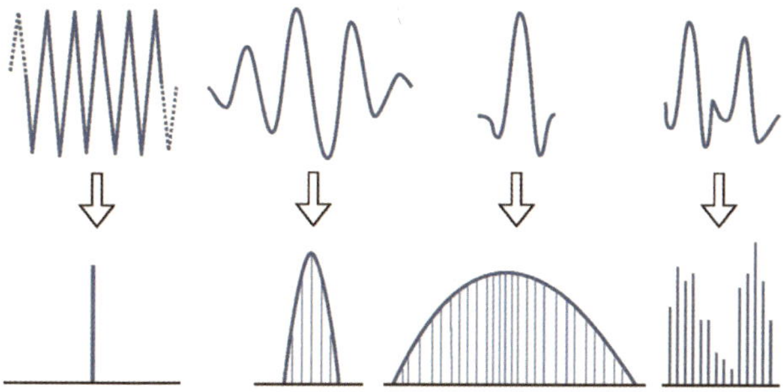

그림 1-9. FFT - Fast Fourier Transformation: 각 펄스는 여러 주파수의 파를 포함하고 있다.

Ⅳ. 파장과 음파의 속도

i. 음속의 변화에 따른 파장의 변화

파의 전달속도는 매질에 따라 달라진다. 주파수가 일정하다고 할 때 음속이 빠른 매질에서는 파장이 길고, 음속이 느린 매질에서는 파장이 짧아진다. (그림 1-10)

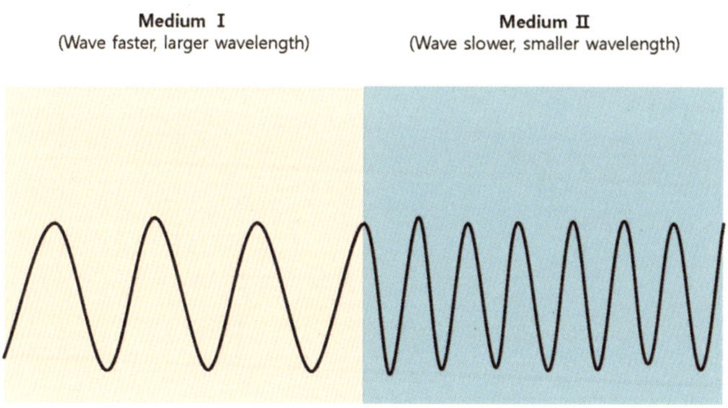

그림 1-10. 파의 속도와 파장의 길이 변화

ⅱ. 파장

매질에서 사인파가 전달될 때 그 파장 (λ)은 아래와 같이 표시할 수 있다.

λ=v/F v: 음파의 속도, F: 음파의 주파수

따라서 파장은 그 매질 고유의 음파속도에 따라 결정된다.

ⅲ. 음속과 파장의 관계

파장을 표시한 식 $\lambda = \frac{v}{F}$ 에서 보면 음속이 빨라지면 파장이 길어지는 비례관계이고, 주파수가 커지면 파장이 짧아지는 반비례관계가 성립함을 알 수 있다. (그림 1-11)

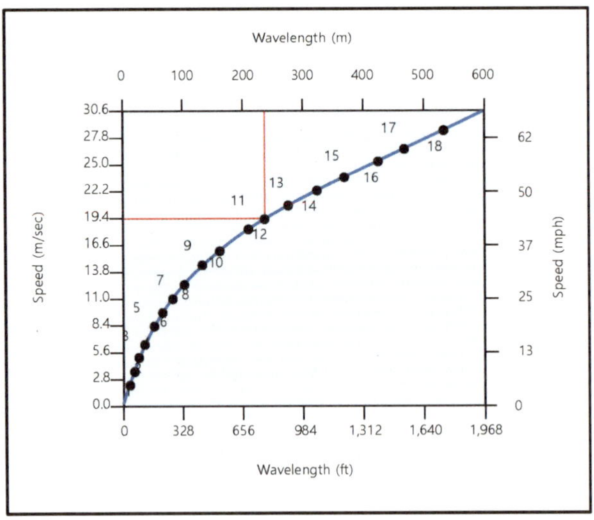

그림 1-11. 음파의 파장과 전달 속도와의 관계

인체 내에서 음파는 조직에 따라 아래와 같은 일정한 속도로 전파되는 것으로 알려져 있다. (표 1-1)

표 1-1. 인체 내에서 음파의 속도

매질	전파속도 (m/sec)
공기	330
물	1430
지방	1450
연조직	1540
혈액	1570
근육	1585
뼈	4080

V. 음파의 중요한 물리적 성질

i. 반사 (reflection) 및 굴절 (refraction)

음파는 매질의 음향 임피던스가 서로 다른 조직 간의 경계부위에서 그 음파의 일부는 반사되고 나머지는 투과되는데 이때 입사각과는 다른 각도로 굴절되어 투과된다. (그림 1-12)

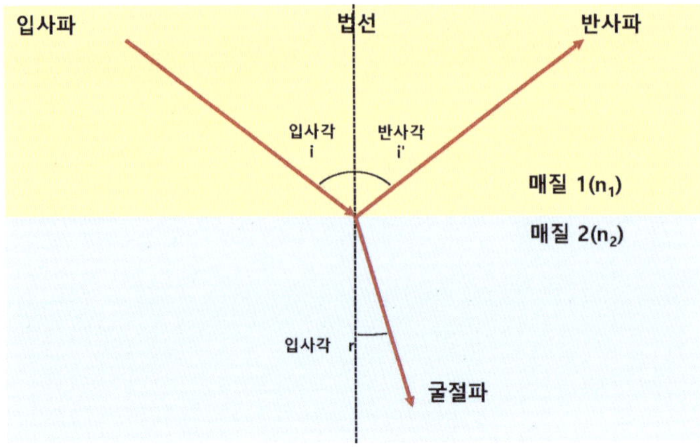

그림 1-12. 파의 반사 및 굴절

입사각이 커질 경우 일정 각도 이상으로 커지면 반사각이 90도가 되는데 이때의 입사각을 임계각이라고 한다. 이 각도 이상에서는 모든 파가 투과되지 않고 모두 반사되어 전반사라고 한다. (그림 1-13)

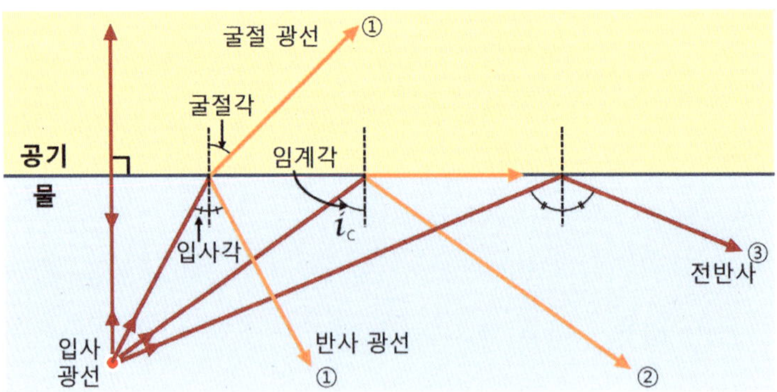

그림 1-13. 매질 사이 경계에서 파의 반사

ii. 군체에서의 반사

음파의 파장보다 큰 평탄한 물체에서 반사된 경우 단순하게 반사되지만 파장보다 작은 입자 (세포 또는 결절 등)의 집합에서 반사된 파는 단순하게 반사되지 않고 여러방향으로 반사된다. 따라서 진단에 이용할 때, 하나하나의 반사체로부터 반사되는 것을 고려하는 것이 아니라, 세분화된 조직이 모인 전체에서 반사되는 것을 고려해야 한다. (그림 1-14)

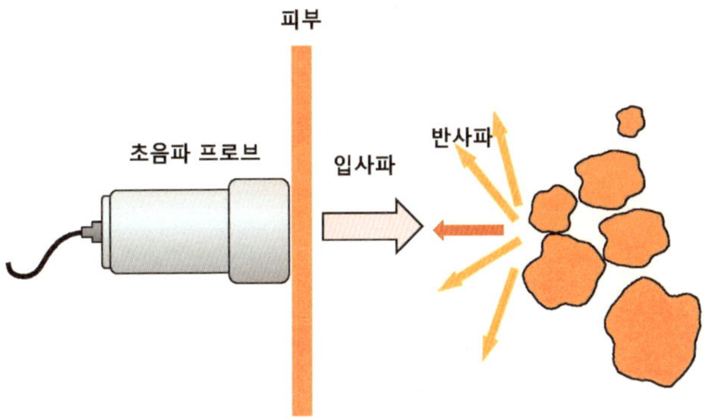

그림 1-14. 군체에서의 반사

iii. 간섭 (interference)

여러 개의 음파가 만나면 음파가 겹치면서 각각의 음파에 서로 영향을 미치게 된다. 같은 위상의 파가 만나면 파가 겹쳐 강해지면서 진폭이 커지지만 위상이 반대되는 파가 만나면 약해지면서 진폭이 작아진다. (그림 1-15)

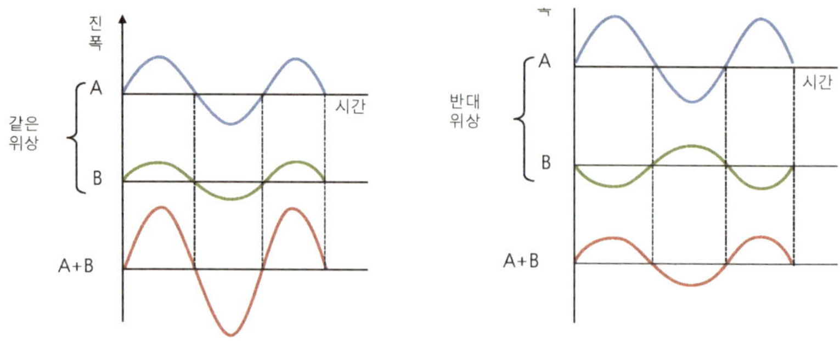

그림 1-15. 파의 간섭

ⅳ. 회절 (diffraction)

음파의 진행방향에 장애물이 있을 때, 그 장애물에 가려진 부분에서 음파가 회전하면서 전파되는 현상을 회절이라고 한다. (그림 1-16)

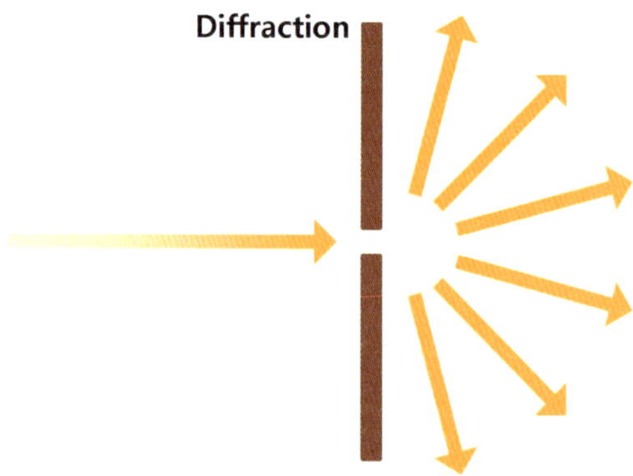

그림 1-16. 음파의 회절

그 장애물의 간격과 파장이 비슷하거나 장애물 간격이 파장보다 작을 경우 더 많이 회전하며 전파된다. 장애물 간격이 일정하다면 파장이 긴

음파가 회절이 잘 일어나게 된다. (그림 1-17)

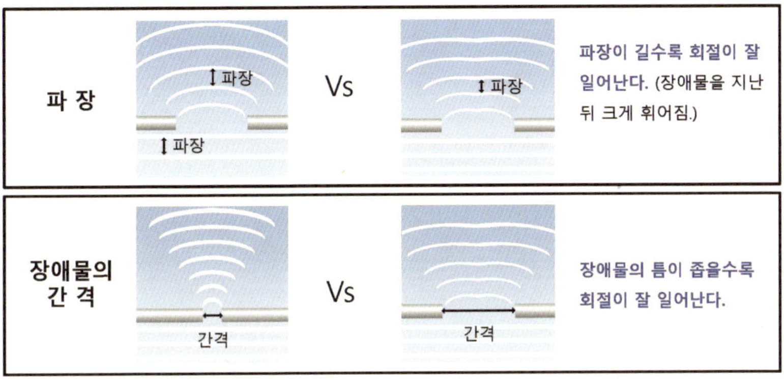

그림 1-17 음파의 회절

v. 산란 (Scattering)

파장의 경계면이 충분히 넓고 평탄한 경우의 반사는 정반사라고 하지만 생체세포처럼 표면이 불규칙한 경우 정반사가 되지 않고 사방으로 흩어지게 된다. 이를 레일리 산란 (Rayleigh scattering)이라고 하며 입사된 음파와 반대방향으로 음원을 향해 돌아가는 음파를 후방산란이라고 한다. (그림 1-18)

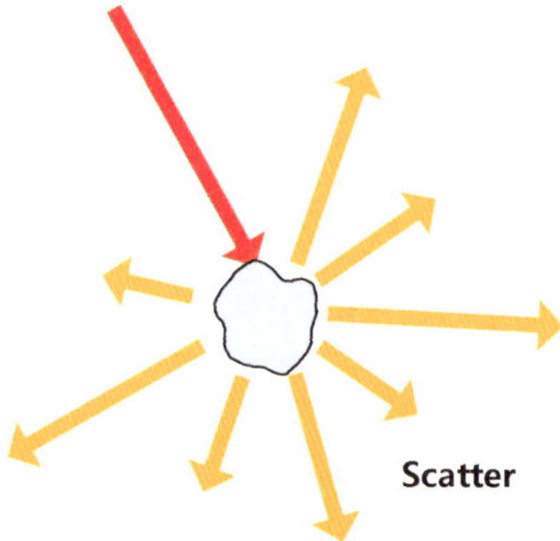

그림 1-18. 파의 산란

vi. **반점패턴** (Speckle pattern)

생체이미지는 비교적 균질하게 보이지만 사실 많은 흰 점 모양의 반사로 구성되어 있다. 이것은 반점패턴 또는 반점현상이라고 한다.

생체에서의 반사는 단순한 반사가 아니라 산란이 일어날 뿐 아니라 굴절과 회절 등의 현상이 복합적으로 일어나기 때문에 다양한 방향으로 반사된 파가 간섭되고, 또 더 복잡한 간섭현상이 발생하여 점 모양으로 표시된다. 반점패턴은 조직과 1대1로 표현되지는 않지만 하나하나의 점 크기 등은 프로브의 주파수와 빔의 굵기에 거의 비례한다.

반점패턴의 이미지는 간격이 좁은 파에서는 가는 선으로, 큰 파에서는 굵은 선으로 나타난다. 또한 줄무늬가 겹치는 부분에서 점으로 표시된다. 즉 줄무늬의 굵기와 점모양의 크기는 간섭된 각각의 파 성분에 영향을 미치는 것을 알 수 있다. (그림 1-19)

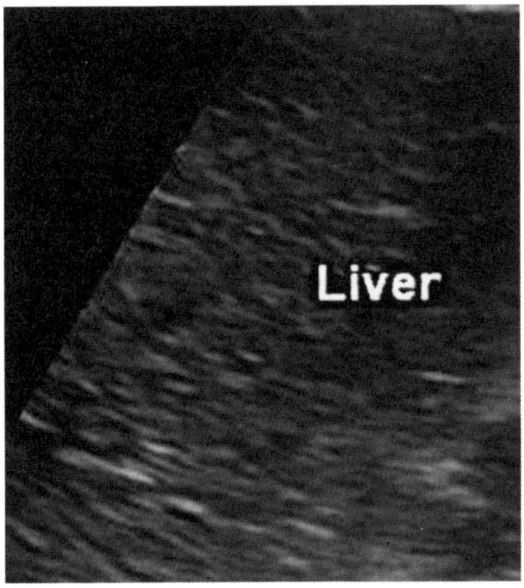

그림 1-19. 반점패턴

vii. 감쇠 (Attenuation)

음파가 매질에서 전파될 때에 음파의 강도가 흡수, 산란, 반사 등에 의해 약해지는 감쇠가 일어난다. 생체에서는 흡수감쇠가 많고 흡수된 에너지는 열에너지로 바뀐다.

초음파 진단장비에 사용되는 주파수의 감쇠는 반사체까지의 거리와 최초 주파수에 의존하는데 생체연부조직의 감쇠계수 (감쇠상수: attenuation constant)는 약 1 dB/cm · MHz 정도이다.

감쇠계수가 1 dB/cm · MHz인 경우 주파수가 1 MHz인 초음파는 1 cm 진행할 때마다 1 dB감쇠되고 주파수가 2 MHz이면 초음파는 1 cm 진행할 때 2 dB이 감쇠된다. 즉, dB/cm · MHz라는 단위에서 알 수 있듯이 거리와 주파수가 분모가 되어 더 멀어질수록 더 많이 감쇠하고 주파수가

높을수록 감쇠가 커진다. (그림 1-20)

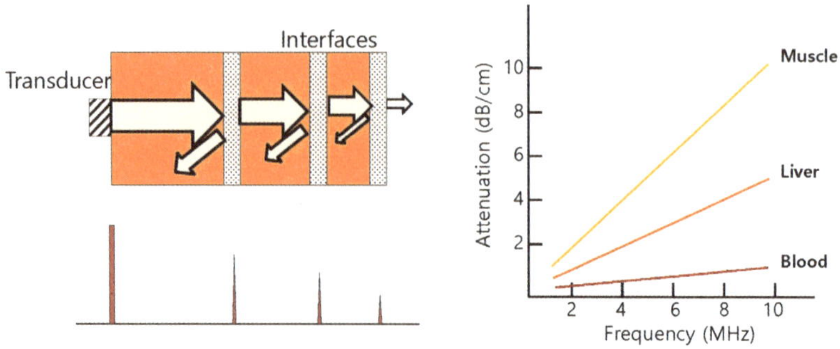

그림 1-20. 파의 감쇠

viii. 주파수의존성 감쇠 (FDA: frequency-dependent attenuation)

파는 거리가 멀어질수록 크게 감쇠될 뿐만 아니라 주파수에도 의존하여 감쇠된다. 송신하는 신호 중 넓은 주파수 성분을 포함하는 음파를 생체에 투과하는 경우 고주파수일수록 감쇠가 많이 일어나기 때문에 수신되는 주파수는 저주파성분이 비교적 많아지게 된다. 따라서 반사되는 중심주파수 (center frequency)는 낮아지게 된다. (그림 1-21, 22)

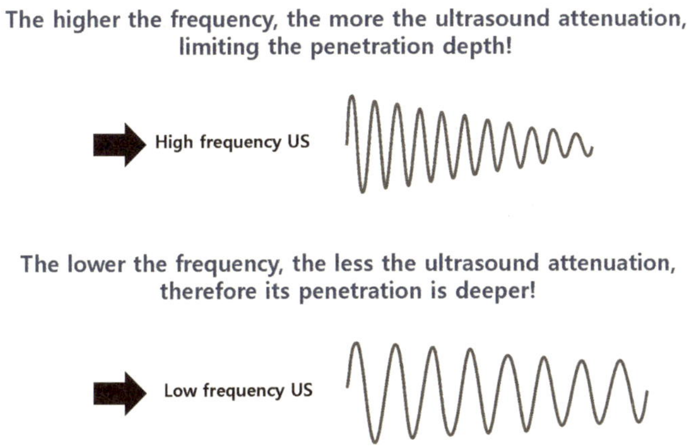

그림 1-21. 주파수 의존성 감쇠

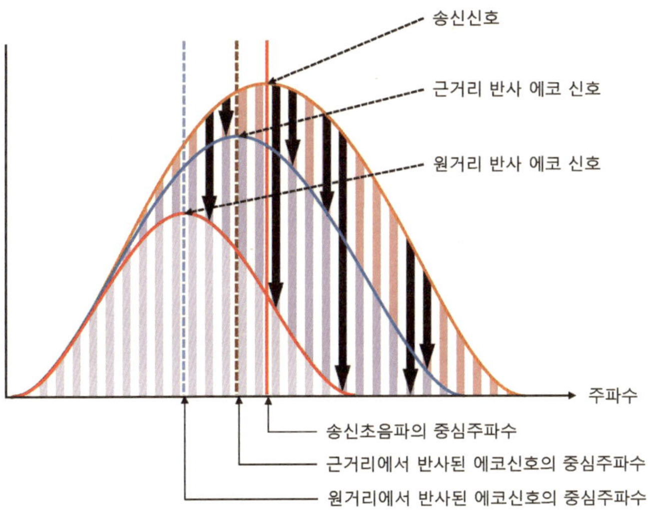

그림 1-22. 거리 및 주파수에 따른 초음파의 감쇠

ix. 음장

음파가 전파되는 영역을 음장이라고 한다.

무한대의 면적을 가진 진동자에서 발사된 초음파는 평면파가 되어 직진하지만 유한대의 면적을 가진 평면진동자에서 발사된 음파는 진동자 근처에서는 직진하지만 거리가 떨어진 위치에서는 확산, 전파된다. (그림 1-23)

(a)

(b)

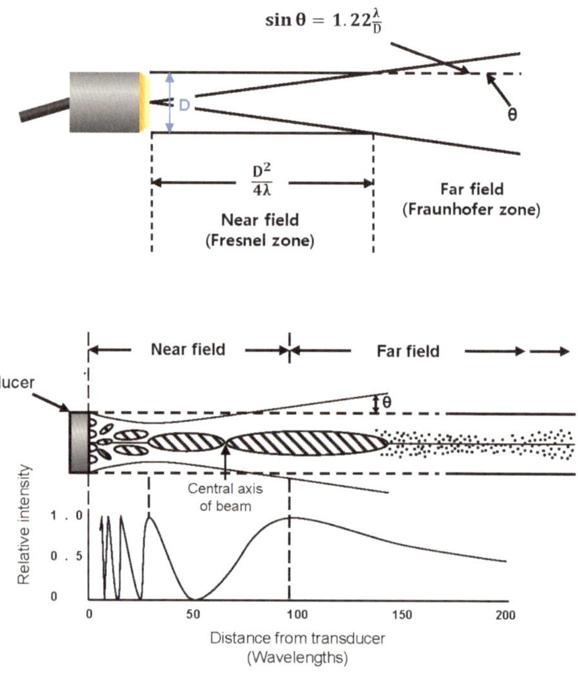

그림 1-23. 연속파 초음파의 세기 분포: (a) 음원으로부터 근거리 및 원거리의 음장, (b) 음원으로부터 거리에 따른 초음파 세기의 변화.

진동자 근처에서는 방출된 초음파가 복잡하게 간섭된 후 직진한다. 이 영역에서는 근사적으로 평면파로 전파된다고 생각할 수 있다. 진동자의 직경을 D라고 할 때, $D^2/4\lambda$ 보다 먼 영역에서는 구면파의 성질이 강한 상태로 확산되어 전파된다.

x. 초음파 빔의 확산

원형평면진동자는 아래와 같은 방법으로 확산된다. (그림 1-24)

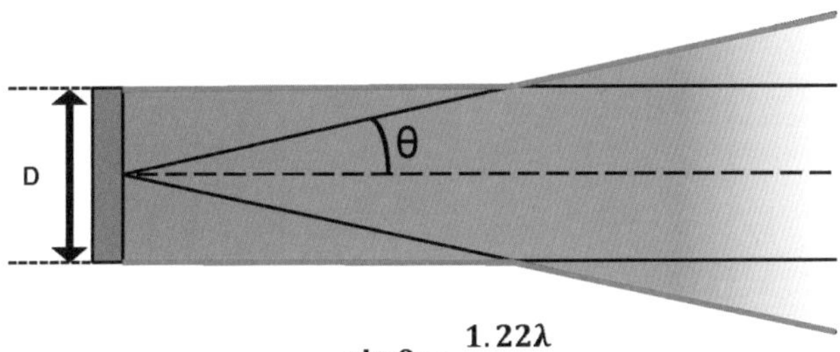

$$\sin\theta = \frac{1.22\lambda}{D}$$

D: 진동자의 지름
λ: 파장
Θ: 약 1.5°

그림 1-24. 원형평면진동자 초음파의 확산

초점이 있는 오목한 진동자는 아래와 같이 확산된다. (그림 1-25)

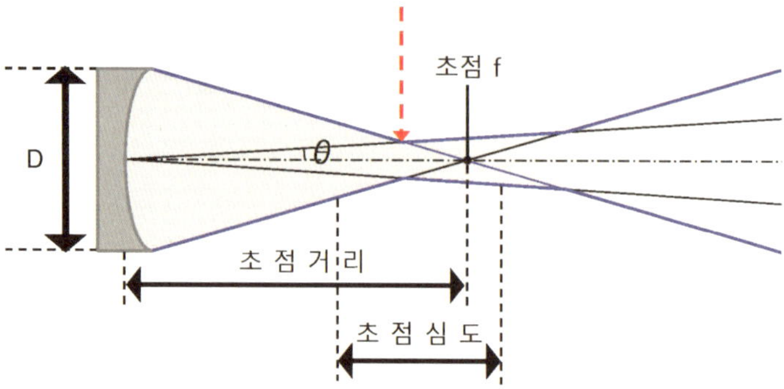

그림 1-25. 오목진동자 초음파의 확산

위 그림에서와 같이 초음파 빔은 오목의 초점 위치보다 약간 앞에서 가장 좁아진다 (붉은 점선 화살표). 빔이 어느정도 좁아진 범위를 초점심도라고 한다. 그림에서 보듯이 초점의 위치가 진동자에 가까울수록 빔이 넓어지기 쉬우므로 초점심도는 짧아진다.

xi. 초음파 빔의 모양과 진동자의 직경, 파장의 관계

주파수가 일정한 (즉 파장이 일정한) 원형평면진동자

그림 1-26과 같이 초음파 빔은 주파수 F가 일정한 경우에는 직경 D가 클수록 확산이 적게 된다.

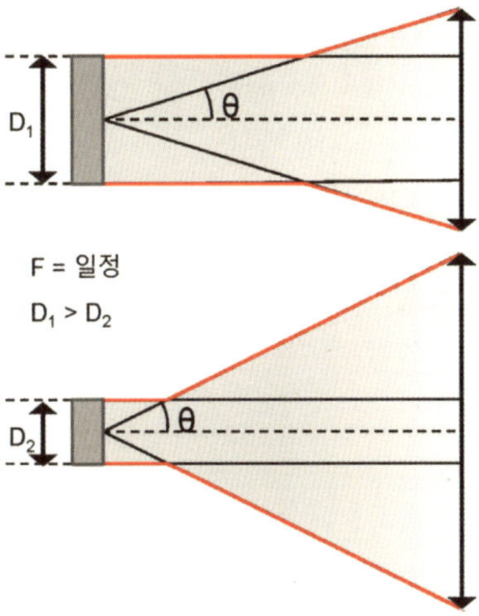

그림 1-26. 주파수가 일정한 원형평면 진동자인 경우 직경이 클수록 확산이 적다.

직경이 일정한 평면원형진동자

그림 1-27, 28과 같이 빔의 직경 D가 일정하고 주파수 F가 높은 (즉 파장이 짧은) 파일수록 확산이 적음을 알 수 있다.

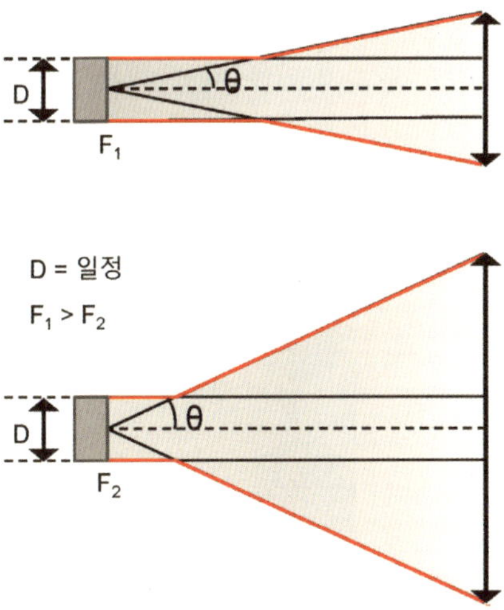

그림 1-27. 빔의 직경 D가 일정할 때 주파수 F가 높을 (즉, 파장이 짧을)수록 확산이 적다.

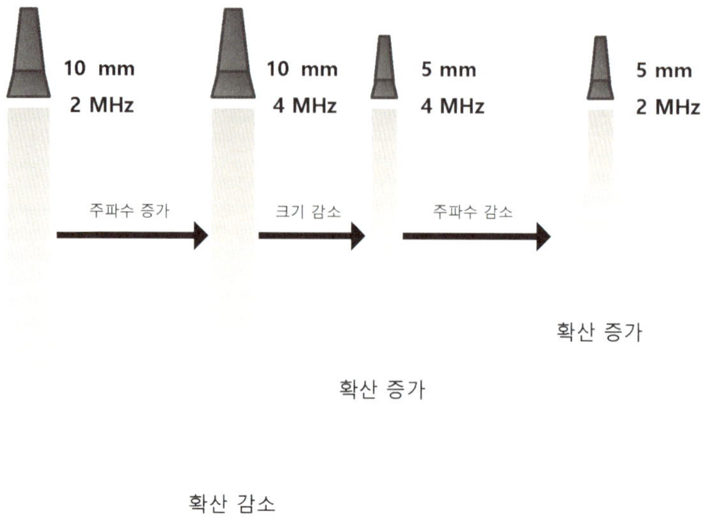

그림 1-28. 빔의 직경이 크고 주파수가 높을 (즉, 파장이 짧을)수록 확산이 적다.

xii. 빔의 단면

원형 (annular) 진동자와 선형(linear) 진동자

초음파 프로브의 모양에 따라 원형, 선형, 곡선형 등이 있다 (그림 1-29).

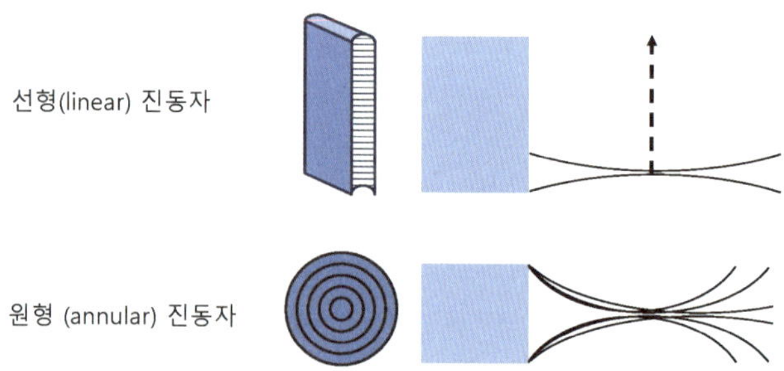

그림 1-29. 진동자의 모양: 원형 (annular) 진동자와 선형(linear) 진동자

xiii. 음향렌즈 (Acoustic lens)

슬라이스 방향으로 초음파 빔을 모으기 위하여 생체내에서의 음속보다 느린 재질을 렌즈모양으로 진동자 전면에 부착한 것이 음향렌즈이다. 렌즈로는 음속 1000 m/s 정도의 실리콘 등이 이용된다. 렌즈에서의 음속이 느리므로 렌즈 중심이 더 두껍기 때문에 음파의 전달이 느려지고 주변부는 얇아서 음파가 생체 내에서 오목하게 초점을 향해 수렴하게 된다. 초점까지의 거리는 렌즈의 곡률에 의해 결정되며 일정하다. (그림 1-30)

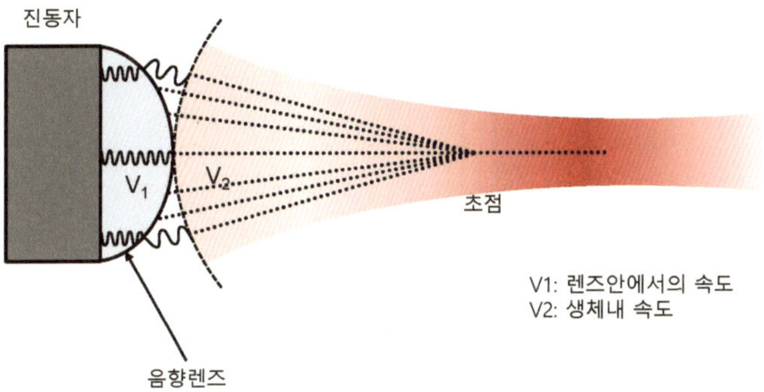

그림 1-30. 음향렌즈

xiv. 축방향 해상도 (axial resolution)

그림 1-31과 같이 송신 펄스 간격이 ab간격보다 짧은 경우에는 a의 반사에코와 b의 반사에코를 2개로 구별할 수 있으나, 펄스 간격이 ab간격보다 긴 경우에는 각각의 반사에코가 겹쳐 2개로 식별할 수 없다.

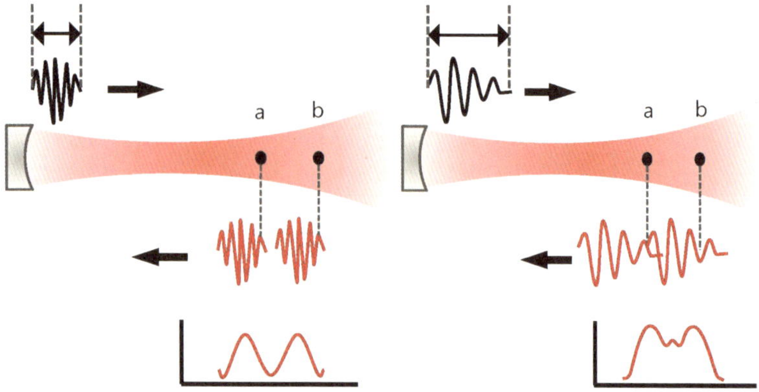

그림 1-31. 축방향 해상도 (axial resolution)

초음파 빔의 진행방향으로 늘어선 두 점에서 반사되어 나오는 반사에코를 두 점으로 식별 가능한 최소 거리를 해상도라고 한다. 해상도 (Δx)는 펄스 폭에 의해 결정된다.

$\Delta x = n\lambda/2$ (n: 음파의 수; λ : 파장; nλ : 펄스 폭)

거리해상도를 향상시키기 위해서는 음파의 수 (n)가 일정할 경우, 파장을 짧게하거나 파장이 일정할 경우 음파의 수를 적게하면 된다.

xv. 측방향 해상도 (lateral resolution)

초음파 빔의 방향에 직각으로 늘어선 2개의 반사체에 부딪쳐 되돌아오는 반사에코를 관찰했을 때, 빔의 굵기보다 반사체의 간격이 작으면 2개로 식별할 수 없다. (그림 1-32)

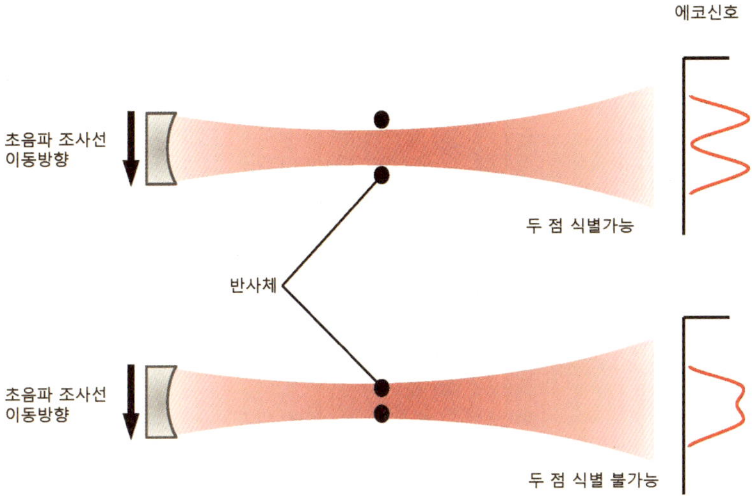

그림 1-32. 측방향 해상도 (lateral resolution)

초음파 빔의 진행방향과 직각으로 배열해 있는 2점의 반사체에서 반사되는 에코를 두 개로 식별할 수 있는 최소거리를 측방향 해상도라고 한다. 측방향 해상도는 빔의 폭에 의하여 결정되는데 그림 1-33에서와 같이 빔의 폭은 깊이에 따라 달라지므로 해상도 역시 깊이에 따라 달라진다.

초점에서의 빔폭 (d)은 초음파가 진행하는 각도에 다라 결정되므로 원형진동자의 경우 초점에서의 측방향 해상도 Δy는 대략 다음과 같다.

$\Delta y = d/2 \fallingdotseq \frac{1.22\lambda}{D} x$ (λ : 파장, x: 거리, D: 진동자 직경)

초점에서 측방향 해상도를 향상시키려면 진동자의 직경을 크게, 파장을 짧게 (동일 매질에서는 음속이 일정하므로 주파수를 높게) 하면 된다. 또한 스캔 방향과 슬라이스 방향을 고려해야 한다(그림1-33).

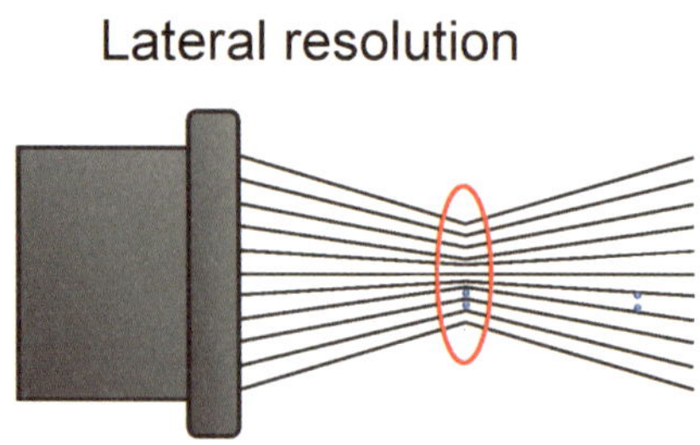

Lateral resolution can be improved by
- larger transducer surface,
- dynamic focusing,
- multiple ultrasound beams, generating multiple focal zones.

그림 1-33. 거리에 따른 해상도 변화

Chapter 02

초음파 검사 원리 및 장비

2 초음파 검사 원리 및 장비

I. 초음파 진단 장비의 구조

i. 초음파 진단장비의 기본구조

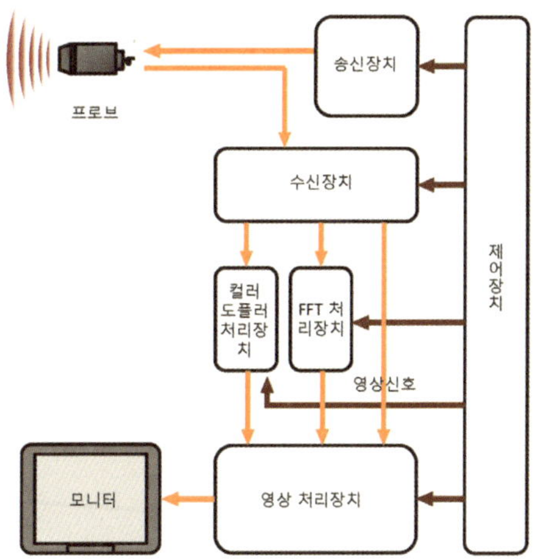

그림 2-1. 초음파 진단장비의 기본구성

일반적으로 많이 사용되는 초음파 진단장비의 개략적인 개념도는 위 그림과 같다. (그림 2-1)

· 송신장치: 초음파를 생성하고 방출한다.

· 수신장치: 반사되어 되돌아오는 초음파를 감지한다. (송신 및 수신장치는 하나의 프로브에 모두 탑재되어 있다.)

· 제어장치: 장비 전체의 시간신호를 생성하고 제어한다.

· FFT (Fast Fourier Transformation) 도플러 처리장치: 반사되어 되돌아오는 신호의 주파수를 분석하여 그 결과를 영상처리장치로 전송한다.

· 컬러 도플러 처리장치: 신호의 주파수를 분석하여 영상처리장치로 전송한다.

· 영상 처리장치 (Digital Scan Converter): 수신장치, FFT 및 컬러 도플러 처리장치에서 수신된 신호를 메모리에 저장하고 모니터에 표시될 수 있는 신호로 변환시킨다. 멀티 포커스, 화면정지, 감마보정 등의 영상처리와 다양한 계측의 결과를 표시하는 것도 이곳에서 수행한다.

II. 펄스에코법의 기본 원리

생체 내에서 음속은 1,530 m/s로 거의 일정하게 유지되므로 전송한 초음파가 반사되어 돌아오는 시간 차이를 이용하면 그 거리를 계산할 수 있다. (그림 2-2)

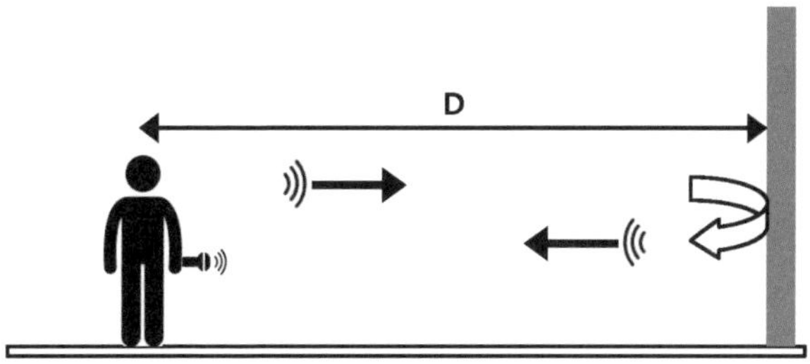

그림 2-2. 펄스-에코법의 원리

Ⅲ. A모드 (amplitude mode)

생체에서 음파를 반복적으로 전송하고 다양한 깊이에서 반사되는 에코를 수신하여 그 강도를 그래프 상에 나타낸 것이 A모드이다. A모드는 일반적으로 가로축에 시간 (깊이에 비례), 세로축에 반사파의 강도를 나타내고 반사체의 깊이와 반사파의 강도에 대한 정보만을 알 수 있다. 음파가 반사되어 돌아올 때까지의 시간은 반사체까지의 거리에 비례한다. (그림 2-3)

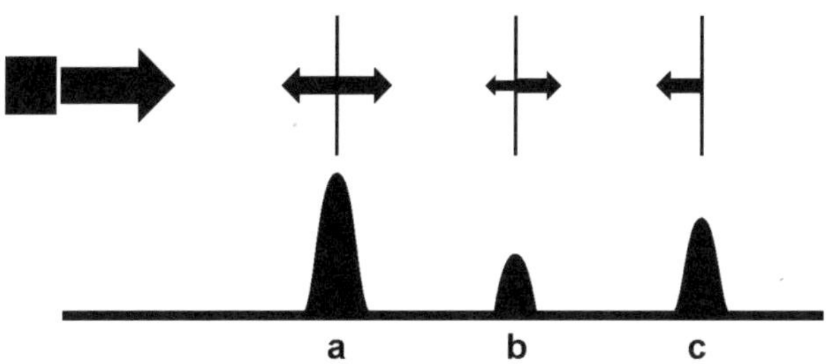

그림 2-3. A 모드

Ⅳ. B모드 (brightness mode)

B모드는 생체의 단층영상을 표현할 수 있다.

B모드는 A모드 신호 뿐만 아니라 다양한 깊이에서 반사에코 신호를 얻을 수 있고, 반사에코 강도의 변화를 밝기 (brightness)의 변화로 변환하여 모니터에 표현할 수 있는데, 이때 반사에코가 얻어진 위치에 밝은 점으로 표시된다.

음파를 송수신한 후 프로브 위치를 약간 변경하여 음파를 다시 송수신하는데 이때 이동한 거리에 비례하여 화면에서 반사에코가 이동한 위치를 표시한다. 이 과정을 반복하여 에코를 만들어내는 반사체의 위치와 모양을 영상으로 얻을 수 있다 (그림 2-4).

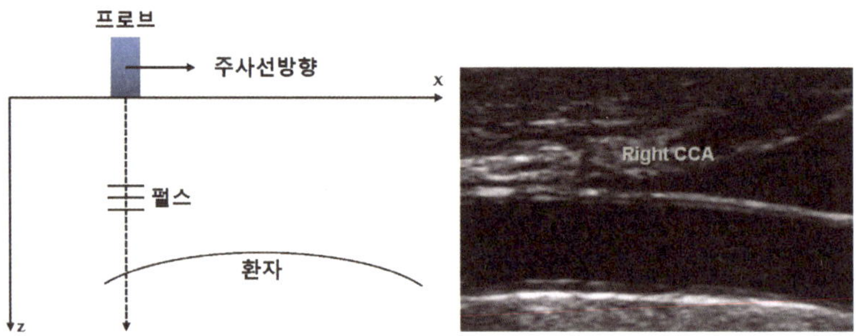

그림 2-4. B모드

Ⅴ. M모드 (motion mode)

M모드는 A모드와 마찬가지로 다양한 깊이에서 반사되는 에코신호를

얻고 반사에코의 강도변화를 밝기의 변화로 모니터에 표시한다.

B모드와는 다르게, 한 번 초음파를 송수신 한 후 프로브를 이동하지 않고 같은 장소에서 다시 보내고 받는다. 주사선을 약간 옆으로 이동시켜 다시 반사에코 신호가 있는 깊이에 밝은 점으로 표시하고 같은 과정을 반복한다.

움직이지 않는 반사체에서 반사되는 신호는 항상 동일한 깊이에서 얻을 수 있기 때문에 화면에는 가로 일직선으로 표시되지만 움직이는 반사체에서 나오는 신호는 그 깊이가 변화하기 때문에 반사체의 움직임에 따라 해당 깊이에 밝은 점으로 나타나므로 움직이는 반사체의 시간에 따른 변화와 변화의 패턴을 볼 수 있다. (그림 2-5)

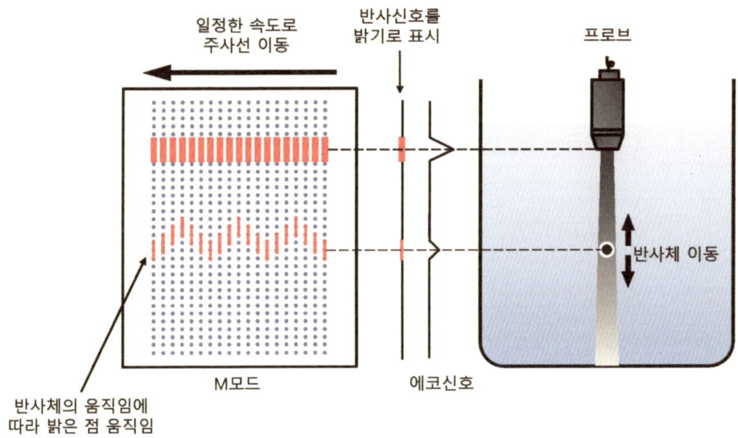

그림 2-5. M모드

Ⅵ. B모드의 스캔 방식

i. 초음파 빔 스캔방식과 스캐너

초음파 빔의 방향을 조금씩 바꿔가면서 송수신하는 것을 스캔이라고 한다.

초음파 빔의 스캔방식에는 아래와 같이 3가지가 있다.

1. 전자스캔방식
2. 기계식 스캔방식
3. 수동스캔방식

전자스캔방식은 수많은 진동자를 장착한 프로브를 이용하여 이를 전자 스위치로 제어하면서 빔을 합성하여 초음파 빔을 만들고 이를 스캔하는 것으로 가장 많이 사용하고 있다. 모양에 따라 다음과 같이 나눌 수 있다.

1. 선형 프로브
2. 섹터 (부채꼴) 프로브
3. 볼록 프로브 (convex probe)

ⅱ. 주로 사용하는 스캔방식의 종류 및 용도

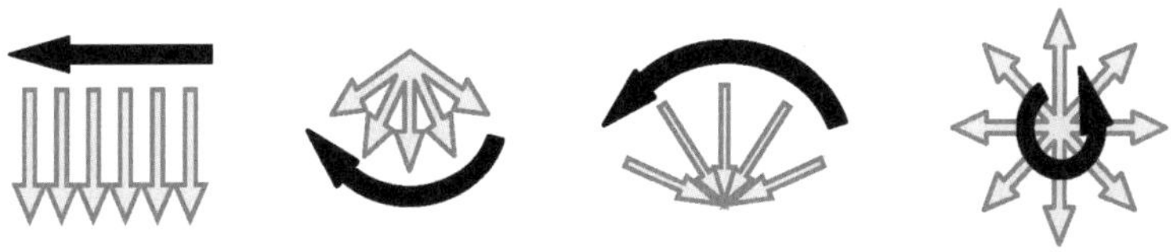

그림 2-6. 스캔방식의 종류

표 2-1 스캔방식의 종류 및 용도

스캔방식	스캔방법	주요 용도	특징
선형스캔	직선 방향의 빔	유방, 갑상선검사	근거리에서 넓은 시야를 얻을 수 있다.
섹터스캔	부채꼴 모양으로 퍼지는 빔	순환기, 복부검사	늑간, 간검사에 주로 사용
아크스캔	활 모양으로 향하는빔	유방, 갑상선검사	넓은 시야로 스캔 가능. 체표에서 빔이 수직으로 입사 가능
방사상스캔	빔이 360° 로 향함.	경식도소화기검사 경직장전립선검사 혈관내 초음파검사	체강 안에서 360° 로 시야 확보 가능.

Ⅶ. 프로브의 구조와 각 부분의 기능

ⅰ. Piezoelectric effect(압전효과)

압전소자에 전기를 가하면 진동이 발생하고 또 진동을 가하면 전압이 발생한다. 이와 같이 전기신호와 진동이 상호 변환하는 것을 압전효과라고 한다 (그림 2-7).

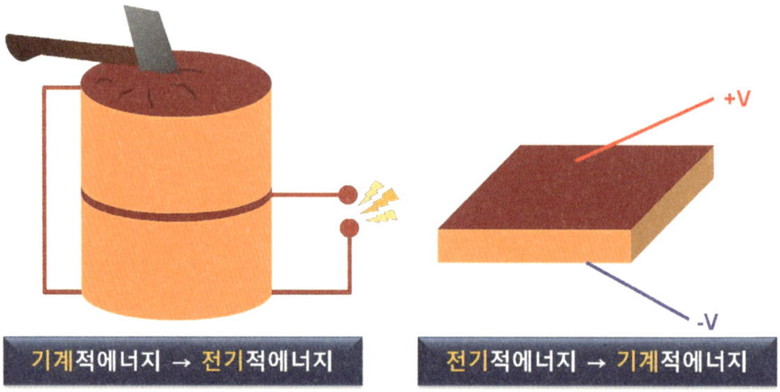

그림 2-7. Piezoelectric effect

ii. 프로브의 구조

1. 압전소자 (Piezoelectric crystal element)

전기와 음파 사이의 상호변환작용을 하는 압전효과를 가진 물질이다.

초음파 장치에서 전압을 초음파로 변환시켜 생체로 송신할 수 있게 하고 또 생체 내에서 반사되어 나오는 에코파를 전기적인 신호로 바꾸어 준다. (그림 2-8)

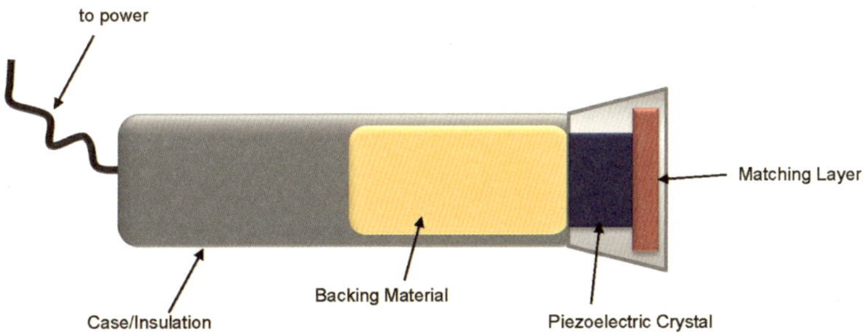

그림 2-8. 프로브의 구조

2. 음향정합층 (matching layer)

생체에서 반사되어 돌아 나오는 미세한 음파를 감지하여 받아들이는 역할을 한다.

3. 흡음재 (backing material)

여분의 진동을 억제하여 축방향으로 최적화시키고 반사되는 초음파를 최소화시킨다.

VIII. 배열형 프로브

배열형 프로브에는 0.1~1 mm정도의 미세한 압전소자가 조각모양으로 분할되어 있고 표면에 각각 전극이 연결되어 있으며, 각각의 압전소자마다 펄스전압을 걸 수 있게 되어 있다.

압전소자는 주변의 소자와 미세한 간격이 있고 이것을 element pitch라고 한다.

프로브의 길이는 소자의 수와 element pitch에 의하여 결정된다. (그림 2-9)

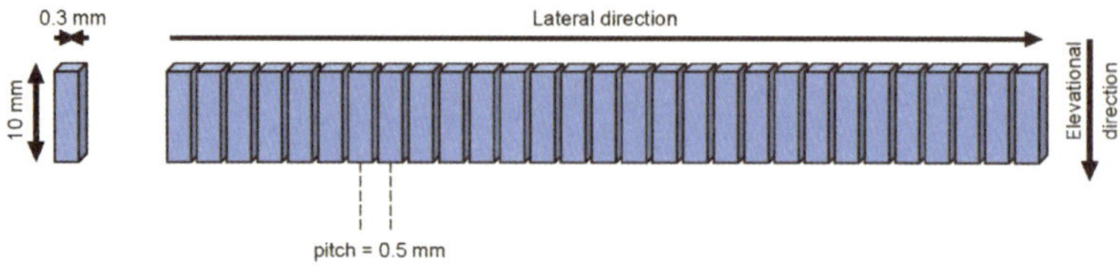

그림 2-9. 배열형 프로브

Ⅸ. 선형 프로브

선형배열 프로브는 진동자가 64~256개 정도로 구성된 것이 많이 사용된다.

진동자의 직경이 파장에 비해 충분히 크지 않으면 음파는 구면모양으로 퍼지게 된다. 그러나 어느정도 숫자의 진동자에서 동시에 펄스파를 내보내면 파면이 형성되어 빔의 성질을 가지게 된다.

진동자를 차례로 주사하는 것을 '어레이(array)' 방식이라고 한다. 전체 소자의 수 n=128개이고 동시에 주사하는 소자 m=6개라고 하면 128/6이 되어 21개의 빔 밖에 얻을 수 없으나 1~6, 다음엔 2~7로 1소자씩 늦추어 주사를 하면 n-m+1개의 빔을 얻을 수 있다. (그림 2-10)

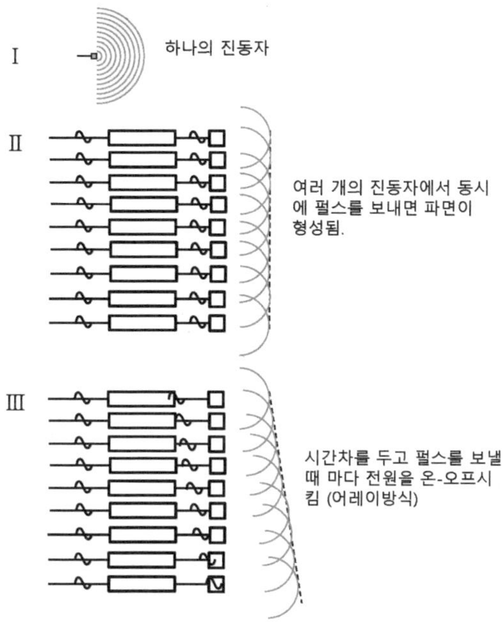

그림 2-10. 선형 프로브

X. 전자 포커스 (송신)

i. 송신 포커스

초음파 빔을 가늘게 모을 때 단일진동자인 경우에는 오목한 진동자를 사용한다. 선형스캔에서는 각 진동자에 펄스전압을 가할 때 지연회로를 이용하여 조금씩 타이밍을 지연하여 전자적으로 포커싱할 수 있다. (그림 2-11)

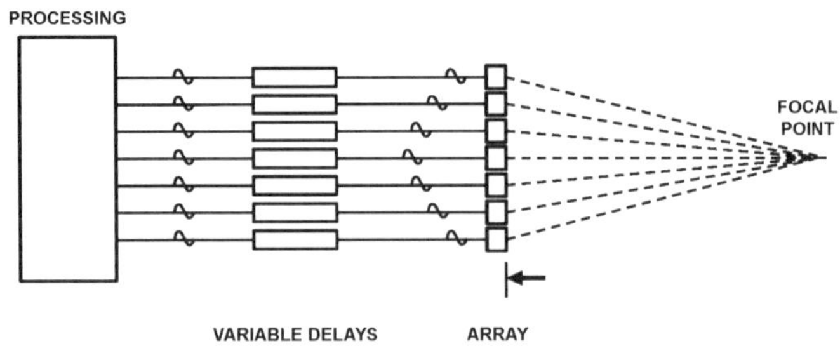

그림 2-11. 전자 포커싱

주변부의 진동자부터 전압을 가하여 점차 중앙부위로 시간을 지연시켜 전압을 가하면 파면은 초점을 향해 수렴하게 된다. 지연시간 차이를 변화시키면 수렴하는 위치가 바뀌기 때문에 포커스의 깊이를 자유롭게 설정할 수가 있다. (지연시간의 간격이 클수록 근처에 수렴하고 시간간격이 적으면 멀리 수렴한다).

ii. 다중 포커스 (Multifocusing)

펄스를 방출할 때 초음파를 1회에 한 번 밖에 내보낼 수 없기 때문에 포커스는 하나 밖에 형성되지 않는다. 그러나 같은 방향으로 전송 포커스의 심도를 바꿔가며 여러 번 전송하고 초점 주변에서의 수신신호를 합성하여 다중 포커스를 형성할 수 있다. 수신된 신호를 합성할 때, 빔이 통과하는 부분만을 골라 합성할 수 있도록 한다. 이후 몇 군데의 포커스를 가지는 수신신호를 얻을 수 있다. (그림 2-12)

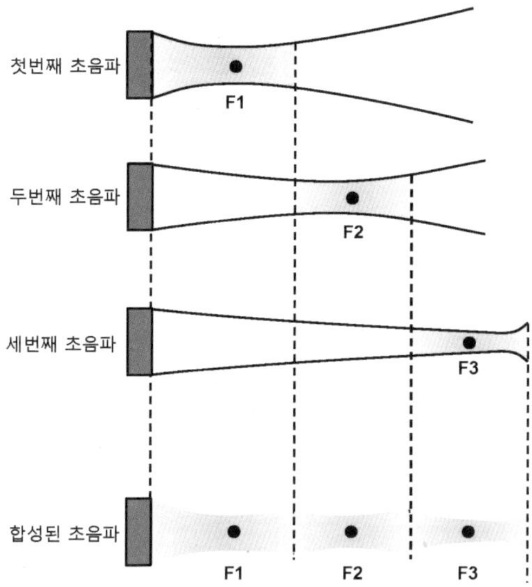

그림 2-12. 다중 포커스

XI. 전자 포커스

i. 수신 포커스

에코를 생성하는 반사체에서 되돌아오는 신호는 주변부 진동자 보다 중앙부위의 진동자에 더 빨리 도달하게 된다. 각 소자에 신호가 도착하는 대로 신호를 처리하면 수신 시간의 차이에 따라 수신신호의 위상차가 발생한다. 따라서 보낼 때와 마찬가지로 각각의 진동자에서 반사 에코가 수신되는 시간에 따라 지연회로를 작동하여 시간차를 조정하고 각 진동자의 수신에코를 합산하여 위상차를 보정한 에코 신호를 얻을 수 있다. (그림 2-13)

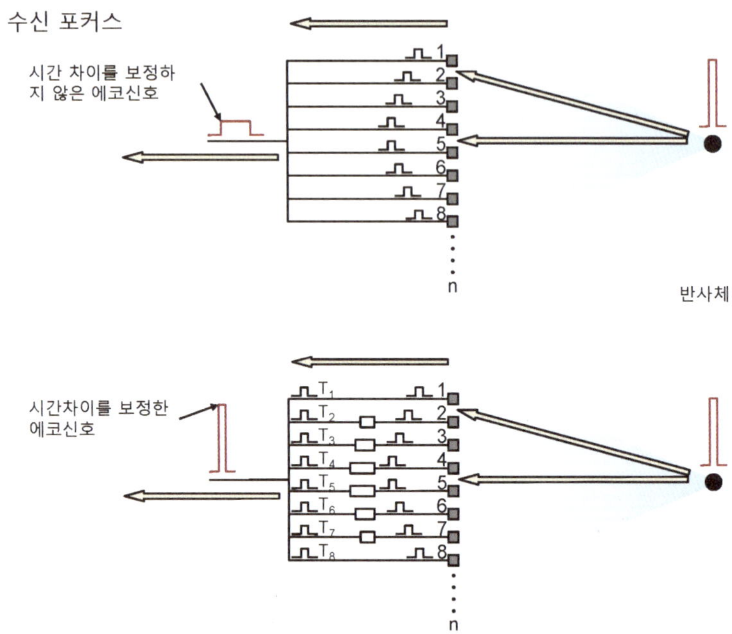

그림 2-13. 수신 포커스

ii. 다이나믹 포커스 (dynamic focusing)

신호를 방출할 때는 한 순간에 단 하나의 펄스파를 보낼 수 밖에 없지만 수신할 때는 다양한 깊이에서 반사되는 에코가 도착하는 시간에 따라 계속 수신할 수 있다. 신호를 보낸 후 에코가 수신될 때까지의 시간은 그 반사체의 깊이에 비례하기 때문에, 신호 방출 후 시간의 경과에 따라 포커스 포인트를 순차적으로 더 깊은 방향으로 이동하면 항상 포커싱된 신호를 수신할 수 있다.

포커스 포인트를 시간 경과에 따라 동적으로 변화시키기 때문에 다이나믹 포커스라고 한다. (그림 2-14)

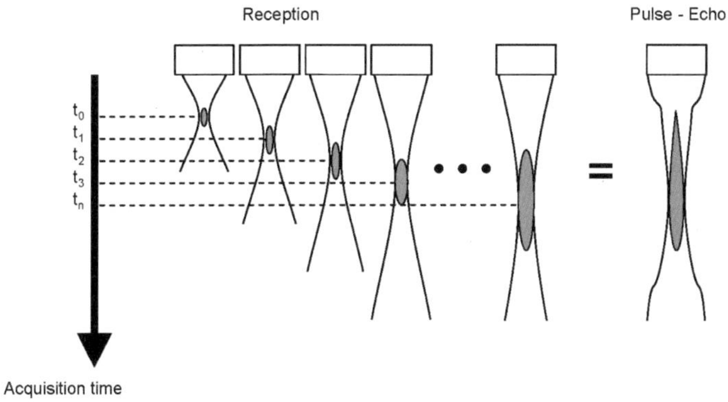

그림 2-14. 다이나믹 포커스

XII. 볼록 프로브 스캔 (convex probe scan)

볼록 (convex array) 프로브로 얻을 수 있는 영상의 원리도 선형배열 프로브와 동일하며 구동하는 진동자를 차례차례 전환스캔하는 스위치 배열 방식이다. 진동자가 128개 정도로 구성되어 있는 것이 많이 이용되고 있다. 선형배열 프로브가 진동자를 직선으로 배치한 것이라면 볼록 프로브는 진동자를 볼록렌즈 모양으로 배열하는 것이 다르다. 진동자가 볼록하게 배열되어 있기 때문에 포커싱할 때 주변 진동자와의 지연시간 차를 크게 해야 할 필요가 있다. 다이나믹 포커스방식도 선형배열 프로브와 큰 차이는 없다. (그림 2-15)

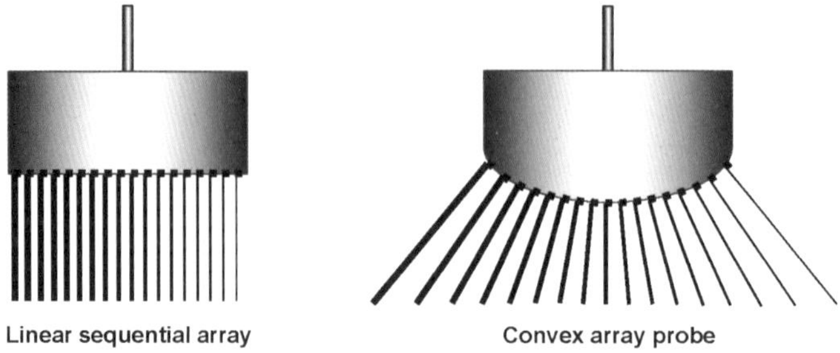

그림 2-15. 선형 및 볼록스캐너

XIII. 부채꼴 스캔 (sector scan)

부채꼴 스캔 프로브에서 배열된 진동자에 시간차를 두고 구동하면 대각선방향으로 파면이 합성된 각도로 빔이 방출된다. 소자 사이의 지연시간 차를 크게 하면 빔의 각도를 크게 할 수 있다. 지연시간을 반대로 주면 빔의 방향을 반대로 할 수 있다.

부채꼴스캔은 부채꼴 모양으로 초음파를 주사하여 피자 조각 모양의 영상을 얻을 수 있다. (그림 2-16)

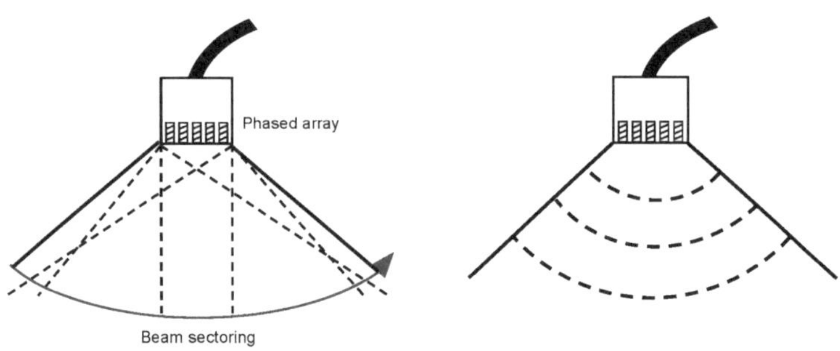

그림 2-16. 부채꼴 스캔

XIV. 프로브의 종류

표 2-2. 프로브의 종류

프로브 종류	Linear Sequenced Array	Curved Sequenced Array	Linear Phased Array	Annular Array
프로브 형태	직사각형	볼록, 곡면	직사각형	원형
		curvilinear, curved sequential array	Phased array, sector transducer	
영상 형태	직사각형	부채꼴	피자 조각 모양	피자 조각 모양
특성	순차적으로 초음파 방출 전자 조정방식 전자 초점방식	순차적인 초음파 방출 전자 초점 방식	전자 조정방식 위상차로 초점 조절	기계식 조정방식 위상차에 의한 전자 초점방식
이용분야	혈관 또는 미세 조직	복부, 산부인과 영역	심장, 복부, 신생아 검사	

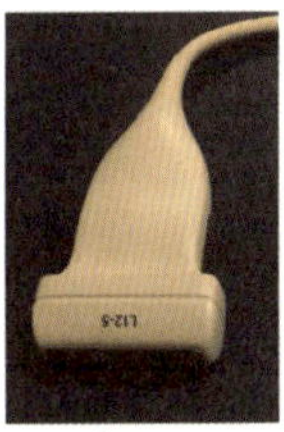
linear

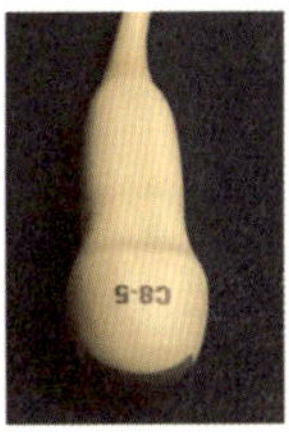
convex

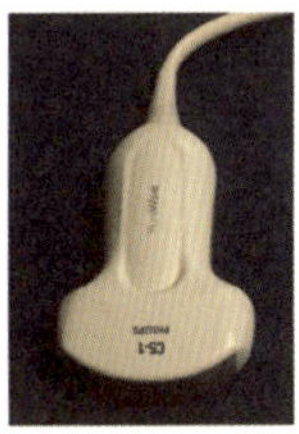
convex

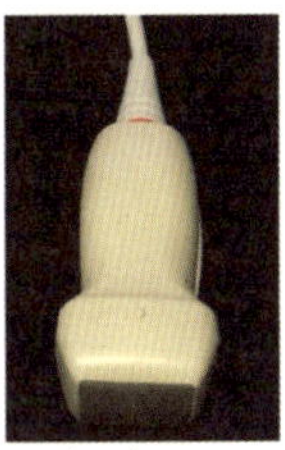
phased array

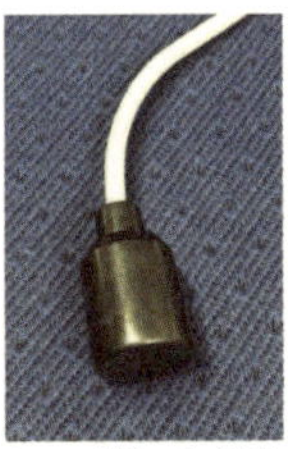
transcranial Doppler, 2 MHz

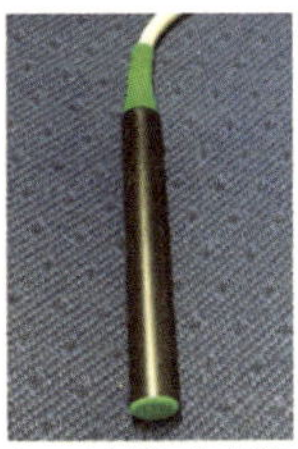
transcranial Doppler, 4 MHz

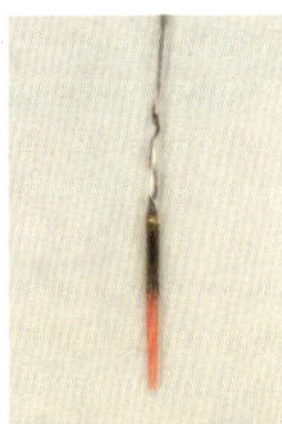
intravascular

그림 2-17 프로브의 종류

XV. 액세서리 (커플링 미디어)

ⅰ. 초음파 젤

프로브와 신체 표면에 공기가 있을 경우 반사가 강하게 일어나게 된다. 반사를 최소화하고 효과적인 송수신이 가능하게 할 수 있도록 체표면에 젤을 바른다. 젤은 또한 프로브가 매끄럽게 이동할 수 있게 해준다.

ⅱ. 음향 커플러

초음파 프로브에 가까운 부분에서는 많은 반사가 일어나므로 양호한 영상을 얻기 어렵기 때문에 체표에 가까운 부위를 검사할 때에는 물을 넣은 고무가방이나 고분자재료로 만들어진 부드러운 고체의 커플러를 장착하여 프로브를 체표에서 약간 띄운 상태에서 검사할 수 있다.

ⅲ. 풍선

비뇨기 및 소화기 등 복강 안에서 사용하는 프로브는 끝부분에 물을 채운 풍선을 사용하여 검사한다. 이 때 사용하는 물은 멸균되어 있어야 하고 공기방울이 없어야 한다. 이런 풍선을 사용하는 목적은 공기층을 제거하여 효과적인 송수신을 가능하게 하고 커플러와 마찬가지로 프로브와 체벽 사이에 거리가 있어서 양호한 근거리 영상을 얻을 수 있고 프로브를 청결하게 하는 기능도 있다.

Chapter 03

허상 (Artifacts)

I. 측엽허상 (side Lobe)
II. Grating Lobe
III. 다중반사 (multiple reflection)-
IV. 잔류다중반사
V. 반향허상 (reverberation)
VI. Mirror Image (거울영상)
VII. 굴절에 의한 허상

3 허상 (Artifacts)

실제 존재하지 않는 영상이 화면에 표시되는 것을 허상이라고 한다. 단층화상 허상은 side lobe, grating lobe, 다중반사, 거울효과 (mirror image), 음속 차에 의한 이미지 왜곡 및 굴절에 의한 허상 등이 있다.

I. 측엽허상 (Side Lobe)

진동자로부터 반사되는 초음파의 대부분은 정면으로 반사되지만 (main lobe), 일부는 대각선 방향으로 반사된다 (측엽허상, side lobe).

초음파진단장치는 빔을 방출한 0° 방향에서만 반사에코가 돌아오는 것으로 가정하고 이미지를 표시하기 때문에 그림에서 주 스캔방향 옆의 위치에 강한 반사체가 존재하면 마치 주 스캔방향의 위치에서 반사된 에코 신호처럼 보게 된다. 따라서 실제로 존재하지 않는 허상이 실제 이미

지처럼 표시된다. 측엽허상은 단일 진동자 배열형에서도 발생할 수 있다. (그림 3-1)

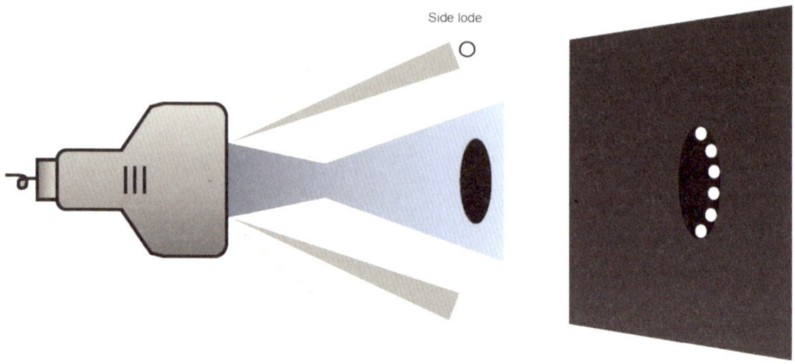

그림 3-1. 측엽허상 (Side lobe)

i. 선형 스캐너 프로브

주사선 위에 강한 반사를 일으키는 에코원이 있는 인접한 B-C의 주사선상에도 측엽허상에 의한 에코가 표시된다.

그 주변의 A-D도 비슷하지만 에코원까지의 거리와 동일한 깊이로 표시되기 때문에 에코원에서 멀어지면 깊은 위치에 있는 것으로 표시된다. 모니터에서는 양쪽이 서로 떨어진 것으로 표시된다. (그림 3-2)

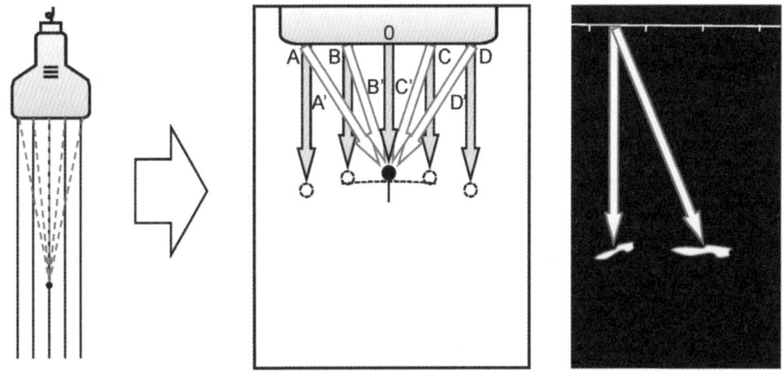

그림 3-2. 선형 스캐너에서 측엽허상

ⅱ. 부채꼴 스캐너 프로브

선형 프로브와 비슷하게 인접한 B-C 주사선상에서도 측엽허상이 나타난다. 주변의 A-D도 마찬가지로 진동자의 거리가 동일한 위치에 표시되므로 모니터 상에서 양쪽에 올라간 것으로 표시된다. (그림 3-3)

볼록 프로브의 경우에는 그 곡률에 의존하여 나타난다.

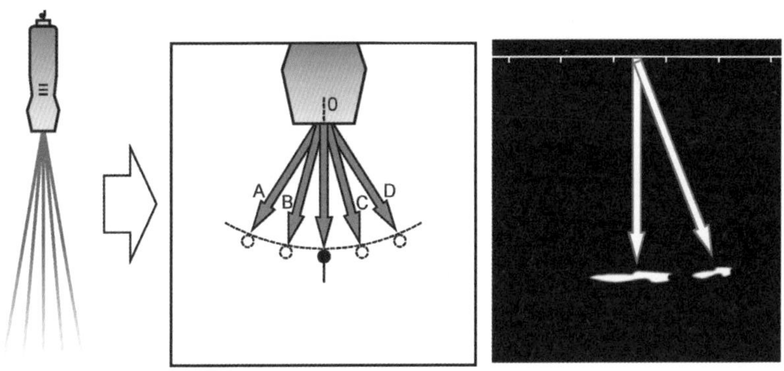

그림 3-3. 부채꼴 스캐너에서 측엽허상

II. Grating Lobe

배열형 진동자에서 합성되는 파면이 일정한 진동자 사이에서 1파장이 어긋나 합성되고 원하는 방향 이외의 빔이 형성되는 것을 그레이팅 로브 (grating lobe)라고 한다. (그림 3-4)

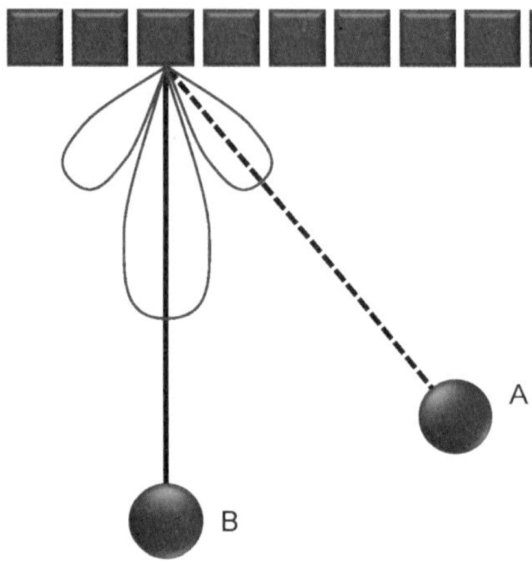

그림 3-4. Grating lobe

실제로는 복수의 음파가 방출되므로, 처음의 음파와 그 다음 음파가 합성되고, 목표로 하는 방향 이외에도 빔이 형성된다. (그림 3-5)

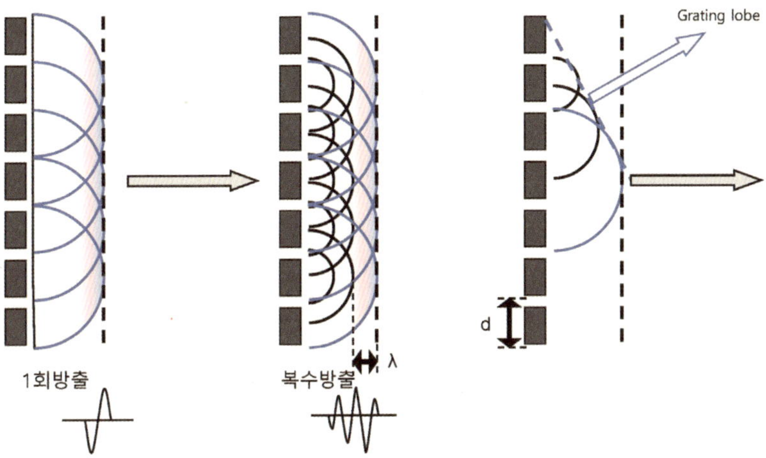

그림 3-5. Grating lobe의 생성

Grating lobe의 발생각도는 진동자의 거리와 파장에 의하여 결정되며 한방향으로만 나타나지 않고 여러방향으로 발생할 수 있다.

각도를 형성하며 전송되는 부채꼴 스캔에서 발생하기 쉽지만 일반적인 전송각도 범위 (시야)에는 발생하지 않도록 설정되어 있다. 다만 매우 강한 반사체가 시야 끝 부분에 있을 때에는 영향을 받을 수 있다. 부채꼴 스캔으로 그레이팅 로브를 발생시키지 않기 위하여 일반적으로 스캔각도를 45° 이하로 설정한다.

Ⅲ. 다중반사 (multiple reflection)

강한 반사체에 반사된 음파가 프로브의 표면에서 다시 반사되어 생체 내에 입사되고 그에 대한 반사에코가 다시 수신되는 현상을 다중반사라고 한다. 몇차례에 걸쳐 반복되어 나타날 수 있는데 이 때, 음파가 진행하는 거리가 점차 길어지게 되고 감쇠현상에 의하여 서서히 약하게 표시되므로 감쇠가 큰 조직에서는 눈에 띄지 않는다. 프로브에서 반사에코원까지의 거리에 같은 간격으로 나타난다. 강한 반사체가 평행하게 배열된 경우, 그 반사체에서 반사된 음파가 다른 반사체에서 다시 반사되어 그 에코 신호가 수신될 수도 있다. 이 경우도 반사체와 반사체 사이의 거리에 동일한 간격으로 나타난다.(그림 3-6)

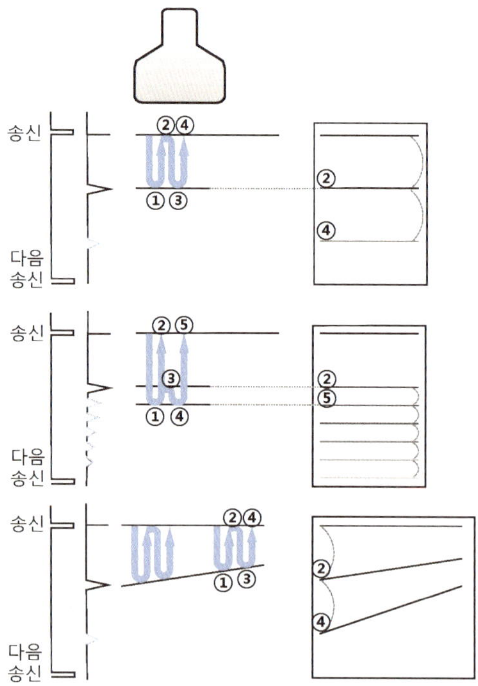

그림 3-6. 다중반사

생체 내에 미세한 결석이나 석회화가 존재하는 경우, 그 뒷부분으로 밝은 음영의 꼬리모양을 볼 수 있다 (혜성모양). 이것도 미세한 돌의 윗면과 아랫면 사이에서 다중반사가 일어나 표시된 것이다. 반사체와 프로브 표면과의 거리가 일정하지 않고 부위별로 차이가 있는 경우 (즉 반사체의 위치가 경사진 경우) 각각의 주사선 위치에 대하여 등간격이 되므로 다중반사에코는 평행하지 않고 경사를 이루게 된다.

Ⅳ. 잔류다중반사

다중반사는 일반적으로 1회의 송수신 사이에서 일어나는 현상이지만 강한 다중반사신호가 다음에 일어나는 송수신 시간에 수신되어 표시되는 경우가 있다.

그림에서 2, 4는 일반적으로 일어나는 다중반사 에코를 나타낸 것이고 6은 이전의 송신신호의 다중반사 에코가 다음 신호 수신 시간에 수신되어 표시된 것이다. (그림 3-7) 이런 경우 PRF를 변화시키면 표시되는 깊이가 변화된다.

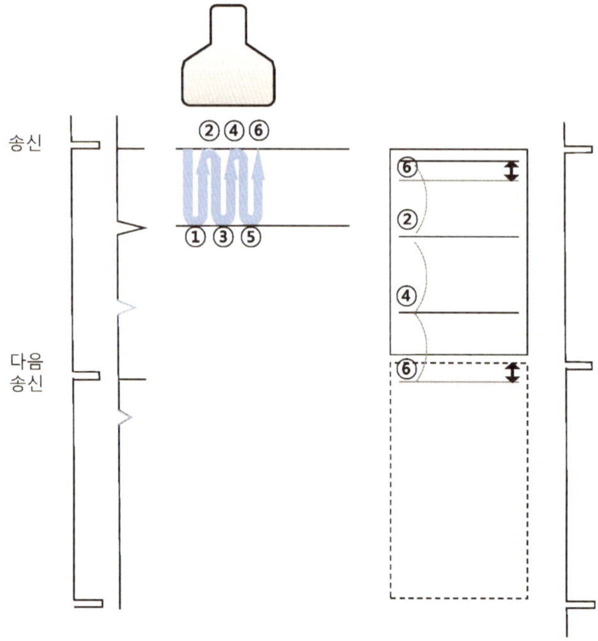

그림 3-7. 잔류다중반사

V. 반향허상 (reverberation) (그림 3-8)

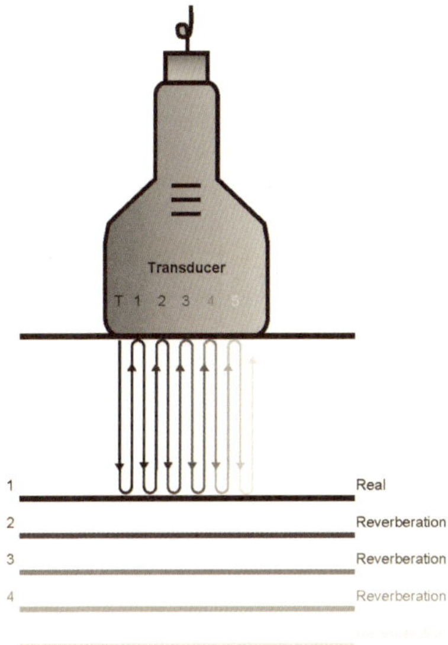

그림 3-8. 반향허상

VI. Mirror Image (거울영상)

강한 반사체 A에서 반사된 음파가 별개의 반사체 B로부터 반사되어 거꾸로 A에서 다시 반사되어 수신되는 경우 B의 허상이 다른 위치에서 나타나게 된다. 이런 현상을 거울영상이라고 한다. (그림 3-9)

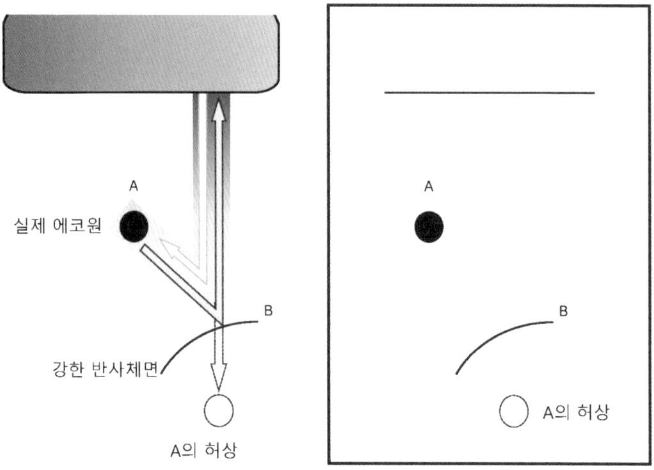

그림 3-9. 거울영상허상

Ⅶ. 굴절에 의한 허상

음속에 큰 차이가 있는 매질이 있는 경우 초음파 빔의 굴절이 일어나 허상이 나타날 수 있다. (그림 3-10)

그림 3-10에서 1)의 경우 A의 음속이 주변보다 느린 경우로, 굴절에 의해 반사체 B의 허상이 표시된다. A의 아랫부분도 음속 차이에 의하여 실제보다 더 아래에 있는 것으로 표시된다. 2)에서는 A의 음속이 주변보다 빠른 경우로, 역시 굴절에 의하여 반사체 B의 허상이 발생한다. 또 A의 아랫부분의 에코는 음속의 영향으로 조금 윗부분에 위치한 것으로 나타난다.

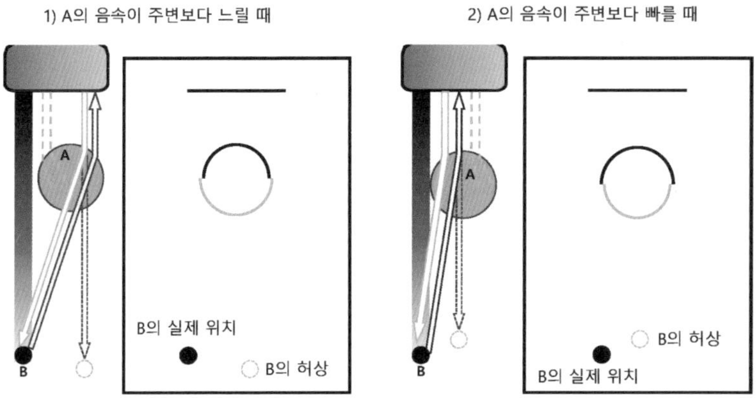

그림 3-10. 굴절에 의한 허상

Chapter 04

도플러 원리 및 응용

4 도플러 원리 및 응용

I. 도플러의 기본 원리

i. 도플러 효과

도플러 효과는 오스트리아의 물리학자인 C. Doppler에 의하여 발견된 현상으로 빛이나 음파 등의 파장은 음원과 관찰자가 가까워질 때는 주파수가 커지고 멀어질 때는 주파수가 감소하는 등의 주파수 변화가 일어나는 것을 도플러 효과라고 한다. (그림 4-1)

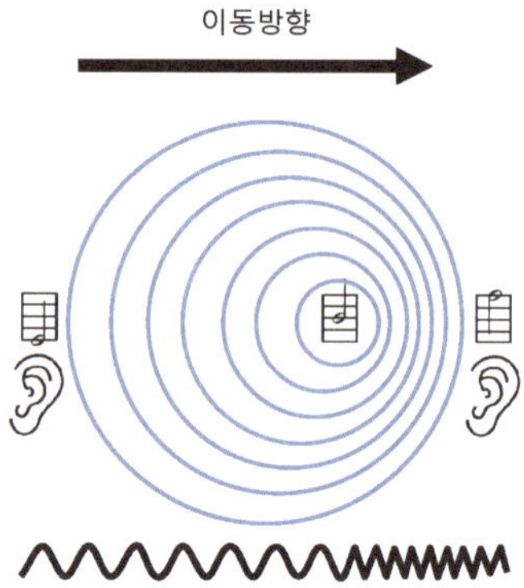

그림 4-1. 도플러 효과

ⅱ. 도플러 효과의 개념

$$f = \frac{c}{c - v} f_o$$

f_o: 음원의 주파수

f: 측정된 주파수

c: 음속 (일정함)

v: 음원의 속도

관찰자가 음원으로부터 u의 속도로 멀어질 때 관측되는 주파수 f는 아래와 같다.

$$f = \frac{c - u}{c} f_o$$

위의 두 식으로부터 일반식을 도출하면 아래와 같은 식을 얻을 수 있다.

$$f = \frac{c-u}{c-v} f_o$$

c: 음속

u: 관측자의 접근속도

v: 음원의 접근속도

f: 관측되는 주파수

f_o: 음원의 주파수

이때, 관측되는 주파수 f와 음원의 주파수 fo의 차이가 '도플러 편이 (fd)' 이다.

$f=f_o+f_d$

ⅲ. 초음파 도플러법의 기본원리

초음파 장비에서는 초음파를 움직이는 물체에 송신하여 반사되어 돌아오는 음파의 도플러 편이를 이용하므로 식이 약간 달라진다.

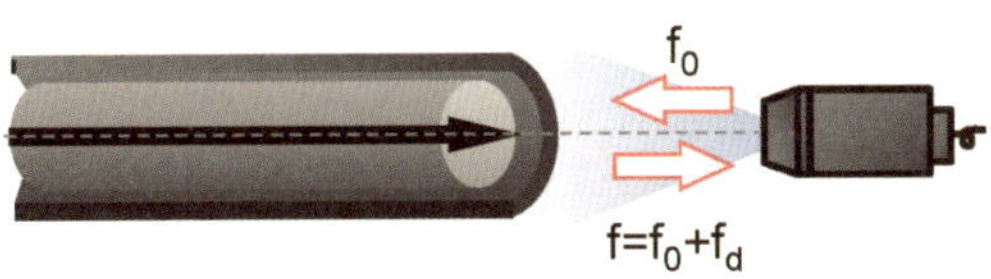

그림 4-2. 혈류속도의 측정

$$f_d = \frac{2v}{c} f_0$$

f_o: 프로브에서 송신되는 초음파의 주파수 (Hz)

$f=f_o+f_d$: 움직이는 물체에서 반사되어 프로브에 수신되는 주파수 (Hz)

f_d: 도플러 편이 (Doppler shift)

v: 혈관에 흐르는 혈류속도 (m/s)

c: 생체 내에서의 초음파 속도 (m/s)

실제 검사에서는 혈류와 직선상에서 측정되는 경우는 적고 일반적으로 혈류에 대하여 비스듬한 각도로 초음파를 송수신하는 경우가 많다. 그러므로 혈류의 방향에 대하여 송신되는 초음파 빔의 각도를 고려하여야 한다. 따라서 다음과 같은 식을 만들 수 있다. (그림 4-3)

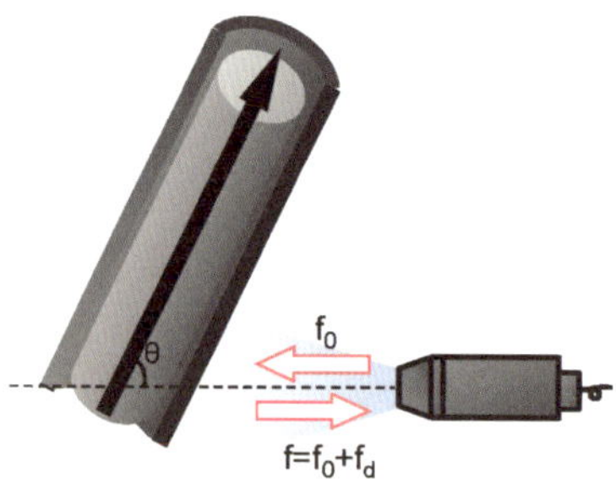

그림 4-3. 혈류방향과 초음파의 각도

$$f_d = \frac{2v\cos\theta}{c} f_o$$

위의 식으로부터 v를 계산하면,

$v = \frac{c}{2cos\theta} \times \frac{f_d}{f_o}$ 의 식을 얻을 수 있다.

이때, c는 일정하므로, 알려진 f_o로 초음파를 전송하고 수신신호에서 f_d를 측정한 후 $cos\theta$를 계산하여 혈류 속도 v 값을 얻을 수 있다.

프로브에서 송신된 초음파 주파수 fo와 움직이는 물체에서 반사되어 수신된 주파수 f와의 관계는 다음과 같다.

$$f = f_o + \frac{2vcos\theta}{c} \times f_o$$

ⅳ. 혈류의 방향과 초음파 방향이 이루는 각도에 대하여

측정되는 혈류속도는 도플러 초음파와 혈류의 각도에 의한 $cos\theta$에 영향을 받는다.

$$f_d = \frac{2vcos\theta}{c} f_o$$

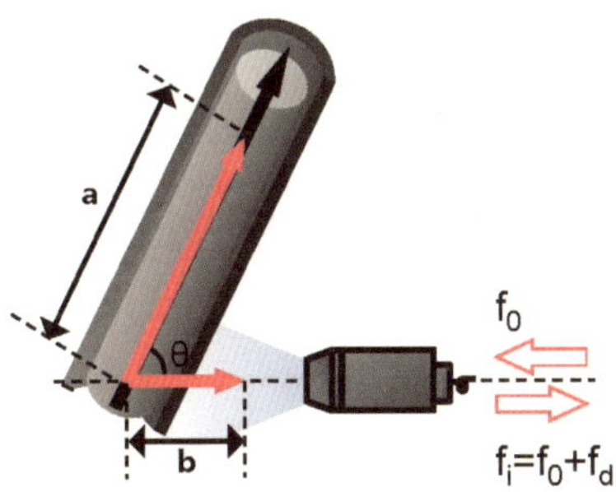

그림 4-4. θ=60° 인 경우 혈류속도는 실제 속도의 절반으로 측정된다.

화살표 b의 길이는 프로브 방향의 혈류 성분(벡터양)을 나타낸다.

θ=60°인 경우,

$$\cos 60^{\circ} = \frac{b}{a} = \frac{1}{2} = 0.5$$

이므로 검출되는 f_d는 실제 혈류 속도의 절반에 해당한다.

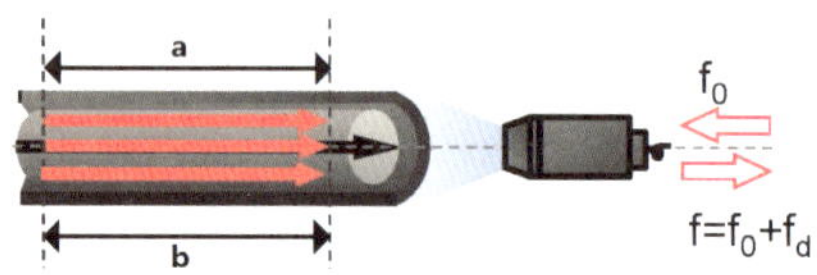

그림 4-5. θ=0°인 경우 혈류속도는 실제 속도와 같은 값으로 측정된다.

θ=0°인 경우 (프로브와 혈류가 일직선 상에 놓여진 경우)

$$\cos 0^{\circ} = \frac{b}{a} = \frac{1}{1} = 1$$

이므로 관측되는 f_d는 원래의 혈류 속도 100%와 같아진다.

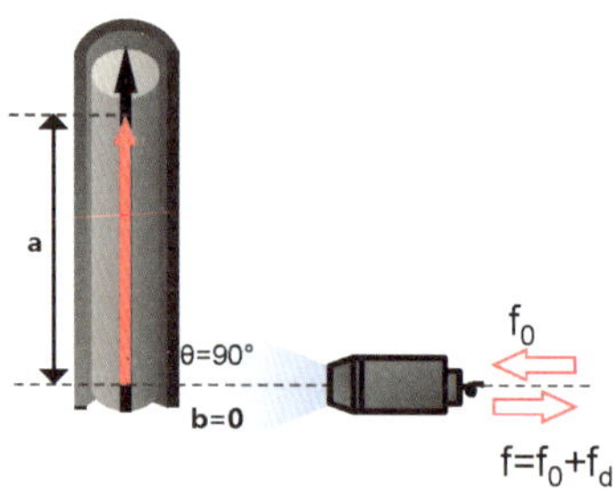

그림 4-6. θ=90°인 경우 혈류속도는 0으로 측정된다.

θ=90°인 경우 (혈류와 프로브의 방향이 직각인 경우),

$$\cos 90^{\circ} = \frac{b}{a} = \frac{0}{1} = 0$$

이므로 f_d는 0이 되어 도플러 편이는 관찰되지 않는다.

이와 같이 v (혈류속도)가 일정할 경우 관측각도(프로브와 혈류의 각도)에 따라 관측되는 도플러 편이 (f_d)값이 변화한다.

도플러 초음파장비에서는 검사자가 각도 보정을 하지 않는 한 혈류와 프로브의 각도를 알 수 없기 때문에 관측된 값은 θ=0°로 간주하여 v값을 측정한다. 예를 들어 실제 혈류속도 v가 20 cm/s라고 하더라도 θ=60°의 방향에서 혈류를 측정하면 cos 60°=0.5이기 때문에 v의 값은 10 cm/s로 측정된다.

혈류속도 v의 계산식

$$v = \frac{c}{2 \; x \; cos\theta} \; x \; \frac{F_d}{F_o}$$ 에 따라

θ=0°인 경우 cos 0°=1이므로, v는 원래 값 그대로 관측되고

θ=60°인 경우 cos 60°=0.5이므로 실제 혈류속도의 절반 값으로 관측되기 때문에 실제 혈류속도는 검출된 값의 2배인 것이다.

* 장비 모니터에서 각도를 조정하면 장치에서 위의 식에 따라 혈류속도에 대한 각도의 영향을 계산하여 올바른 혈류속도를 보정한 값이 표시된다. 이상과 같이 각도보정을 하지 않으면 장비에서 관측되는 혈류속도는 정확한 값이 될 수 없다. 올바른 혈류속도를 구하기 위해서는 혈류와 에코의 송수신 방향이 이루는 각도를 정확하게 알고 각도보정을 할 필요가 있다.

Ⅱ. 각도보정

도플러 기본원리 식에서 혈류의 속도를 구할 때 초음파 빔과 혈류방향 사이의 각도를 아는 것이 필요하다. 혈류와 초음파 빔의 각도가 큰 경우 실제 혈류속도와 관측 속도 사이의 차이가 점점 커지는데 각도가 30°인 경우 그 오차는 5%정도이지만 60° 이상으로 넘어가면 오차가 급격하게 커지고 혈류속도가 낮게 측정되므로 프로브의 각도를 조정하여 도플러 빔과 혈류의 각도 차이를 최소한으로 해야한다. (그림 4-7)

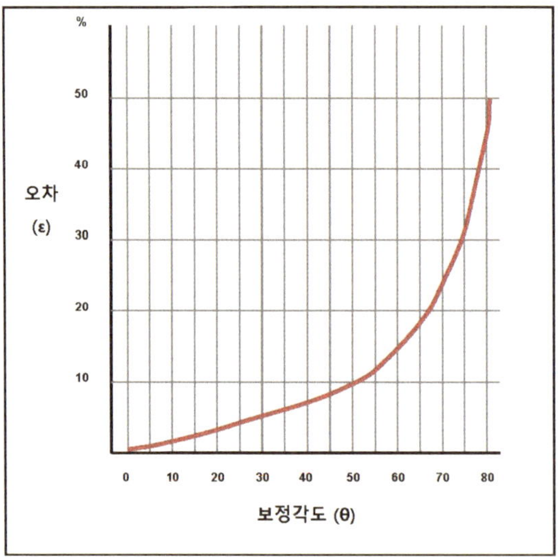

그림 4-7. 각도 보정 곡선

Ⅲ. 도플러 편이 (Doppler shift)

i. 음파에 포함된 주파수 성분

앞에서 설명한 것처럼 음파가 지속적으로 방출되는 연속파와 일정간격으로 반복되는 펄스파는 포함된 주파수 성분의 분포가 다르다.

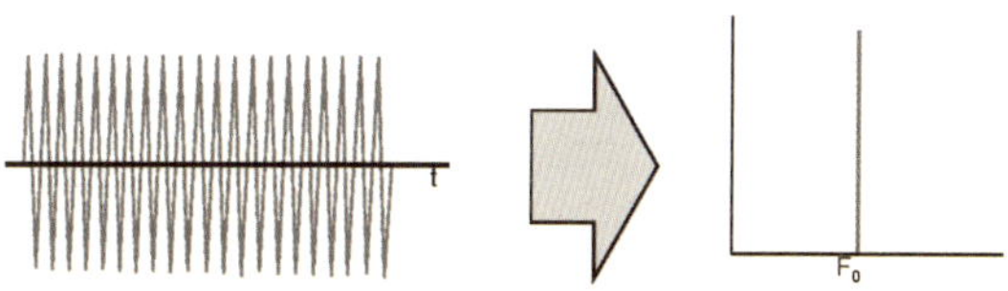

그림 4-8. 연속파의 스펙트럼도

위의 그림에서처럼 연속파에서는 F_{O}의 주파수만이 포함되어 있다. (그림 4-8)

일정 간격을 두고 반복되는 펄스파에서는 F_{O}를 중심으로 PRF간격의 주파수성분이 포물선모양으로 분포하고 있다. (그림 4-9)

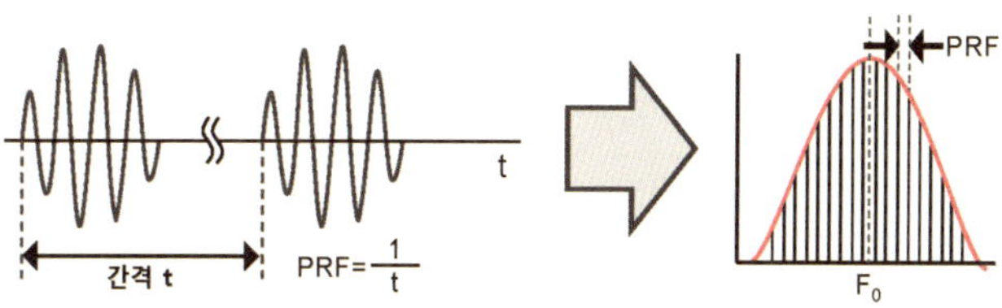

그림 4-9. 펄스파의 스펙트럼도

ⅱ. 연속파의 도플러 편이

주파수 F_o인 연속파가 $+F_d$의 도플러 편이를 보이면, 스펙트럼도는 아래 그림과 같이 F_o+F_d의 주파수 성분으로 표시된다.

예를 들어 송신주파수 F_o=6 MHz인 음파가 +2 kHz의 도플러 편이를 수신한 경우 아래와 같이 6.002 MHz의 음파가 수신된다. (그림 4-10)

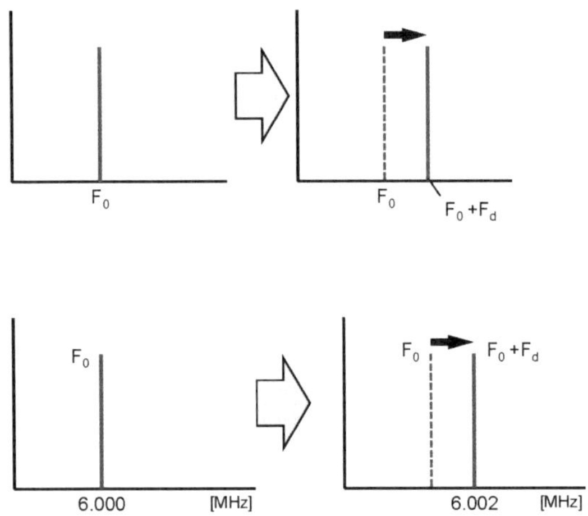

그림 4-10. 연속파의 도플러 편이

ⅲ. 펄스파의 도플러 편이

중심주파수가 F_o인 펄스파가 $+F_d$의 도플러 편이를 수신하면 스펙트럼도에서는 포함되어 있는 주파수성분이 모두 $+F_d$만큼 이동하여 나타난다.

아래 그림에서 중심주파수는 6.000 MHz로 도플러 편이는 +2 kHz로 검출되고, 기준주파수 5.994 MHz 역시 도플러 편이는 같이 +2 kHz로 검출

된다. (그림 4-11)

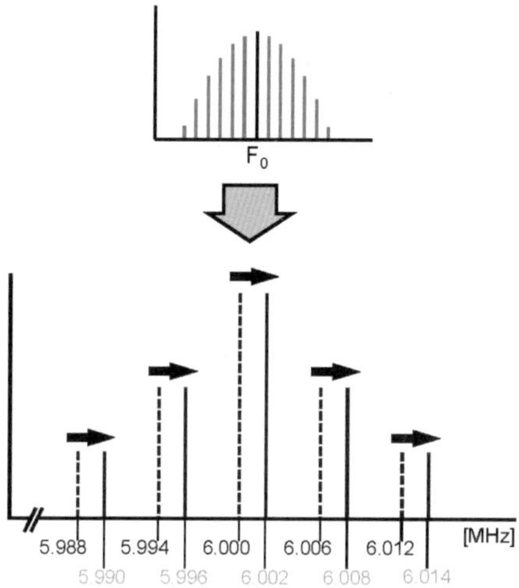

그림 4-11. 펄스파의 도플러 편이

iv. 기준주파수 (reference frequency)

주파수 F_o인 연속파의 경우, 송신된 주파수는 F_o 밖에 없으므로 기준주파수(도플러 편이를 검출하는 기준이 되는 주파수) F_{ref}로 F_o를 사용한다. (그림 4-12)

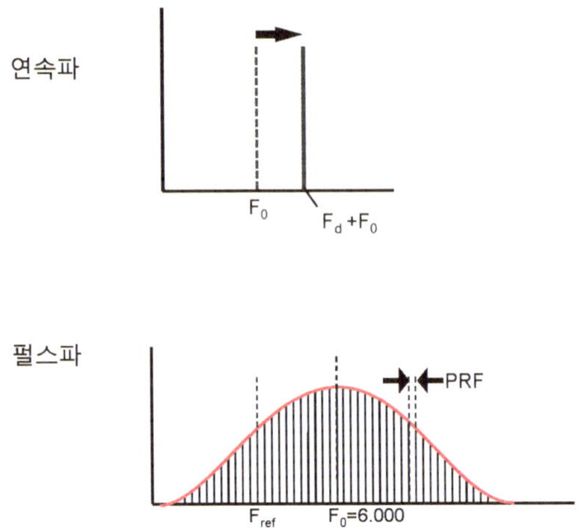

그림 4-12. 기준주파수 (F_{ref})

중심주파수 F_0인 펄스파에서는 송신된 음파에는 F_0를 중심으로 PRF 간격의 주파수성분을 포함하고 있기 때문에 기준주파수는 반드시 중심주파수가 되지 않아도 도플러 편이를 검출할 수 있다. 일반적으로는 송신된 음파는 중심주파수 F_0의 성분이 가장 많고, 수신감도가 높기 때문에 기준주파수로 F_0가 사용된다.

그러나 수신신호는 주파수의존 감쇠의 영향을 받으므로 낮은 주파수 성분만큼 감쇠가 적은 경우도 있고, 낮은 광대역 프로브에서는 F_0에서 떨어져 있는 낮은 주파수에서도 어느정도 신호를 얻을 수 있으므로 중심주파수 보다도 낮은 주파수를 기준주파수로 하는 것이 가능하게 되고 같은 프로브를 사용하더라도 더 빠른 유속까지 에일리어싱을 일으키지 않고 검사할 수 있게 된다.

V. 에일리어싱(aliasing)

중심주파수 F_o=6.0 MHz, 펄스반복 주파수 PRF=6 kHz인 음파에서 도플러 편이 F_d=3 kHz인 경우, 6 MHz 주변의 수신주파수 중에서 6.003 및 5.997 MHz의 주파수가 수신되었을 때를 가정해 다음을 살펴본다.

수신된 주파수 6.003 MHz는 원래 6.000 MHz에서 +0.003 MHz이동했는지 아니면 6.006 MHz에서 -0.003 MHz이동했는지 구분이 되지 않는다. 즉 PRF/2이상은 구분되지 않기 때문에 펄스 도플러에서 검출 가능한 도플러 편이 F_{dMAX}는 $F_{dMAX} = \pm \frac{PRF}{2}$가 된다.

이를 나이퀴스트 주파수(Nyquist frequency)라고 하고 그 이상의 높은 주파수를 모니터에 나타내면 파형이 접힌 것처럼 보이는 현상이 일어난다. (그림 4-13)

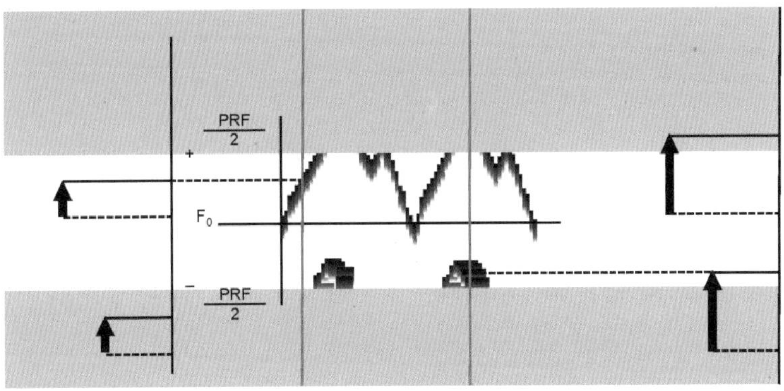

그림 4-13. 에일리어싱

모니터에 나타나는 도플러 파형은 시간변화에 따른 스펙트럼의 변화를 나타낸 것이다.

vi. Zero shift 기능

펄스 반복 주파수 PRF=6 kHz로 설정하면 위 그림4-14 A와 같이 도플러 편이는 ±3 kHz(PRF/2)까지 표시되어 있다. 이 범위를 초과한 것은 에일리어싱이 일어나는 것을 알 수 있다. 에일리어싱이 적은 범위이면 장비에서 zero shift기능을 사용하여 모니터에서 0 Hz 선을 위-아래로 이동시킴으로써 0+PRF (또는 0-PRF)까지 표시할 수 있다 (그림 4-14 B).

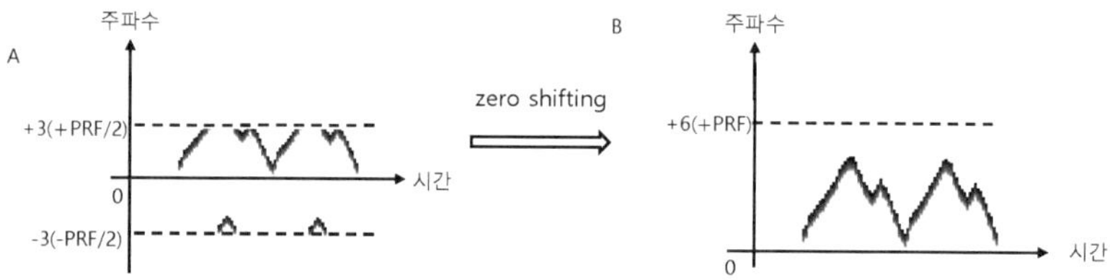

그림 4-14. zero shifting

vii. 도플러 편이와 유속의 관계

에일리어싱을 일으키지 않는 검출 가능한 최대속도, V_{MAX}는,

$V = \frac{c}{2\times cos\theta} \times \frac{F_d}{F_o}$의 식에서 $F_{dMAX} = \pm\frac{PRF}{2}$를 대입하면

$V_{MAX} = \pm\frac{c\times PRF}{4\times cos\theta\times F_o}$가 된다.

음속 c=1,500 cm/s, 도플러각도 θ=0°, 기준주파수 F_o=6.0 MHz, PRF=6 kHz인 경우,

$$V_{MAX} = \pm \frac{(1.5\times10^{3}\,m/s)\times(6\times10^{3}\,Hz)}{4\times1\times(6\times10^{6}\,Hz)} = \pm\frac{9\times10^{6}\,m/s}{24\times10^{6}} = \pm37.5\,cm/s$$ 가

되어 V=±37.5cm/s에서 에일리어싱이 일어난다.

이 공식에서 차례로, PRF=12 kHz이면, V_{MAX}=±75 cm/s가 된다. 또한 각도 θ=60°인 경우 cos60°=0.5이므로 이때에도 V_{MAX}=±75 cm/s가 될 수 있고 F_o=2.5 MHz인 경우에는 V_{MAX}=±90 cm/s가 된다.

이와 같이 최대로 검출가능한 혈류속도를 높이는 데에는 몇가지 방법이 가능하다.

그러나 각각의 변수에 따라 영향을 받으므로 주의해야 할 필요가 있다.

1) 펄스반복주파수 올림(최대시야심도가 낮아지는 효과).

2) 송신주파수가 낮은 프로브를 이용하여 중심주파수를 낮춤.

3) 감도가 크게 낮아지지 않을 정도로 기준주파수를 낮춤.

4) 혈류와 송수신 초음파의 각도를 가능한 한 크게(cosθ 의 값을 작게 → 각도에 의한 혈류속도의 오차가 크게 될 수 있으므로 주의).

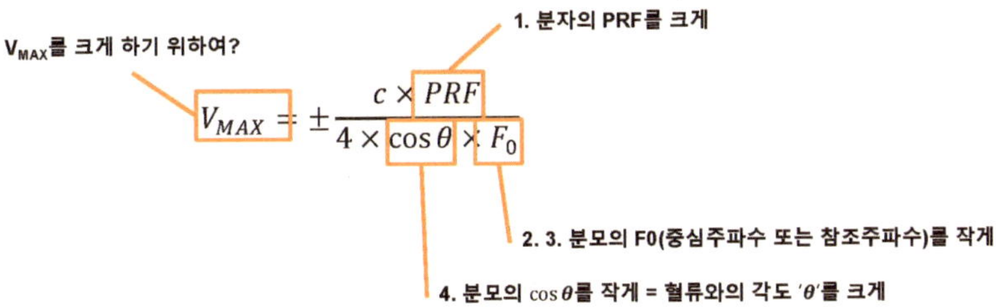

그림 4-15. 에일리어싱을 최소화하기 위한 방법

Ⅳ. 도플러 검사법의 종류

초음파검사에 이용되는 도플러 검사법에는 크게 3종류가 있다.

1. 연속파 도플러 (continuous wave Doppler)
2. 펄스파 도플러 (pulsed wave Doppler)
3. 색혈류지도화 (color flow mapping)

i. 검사방식에 따른 도플러 검사의 특징

1. 연속파 도플러 (그림 4-16)

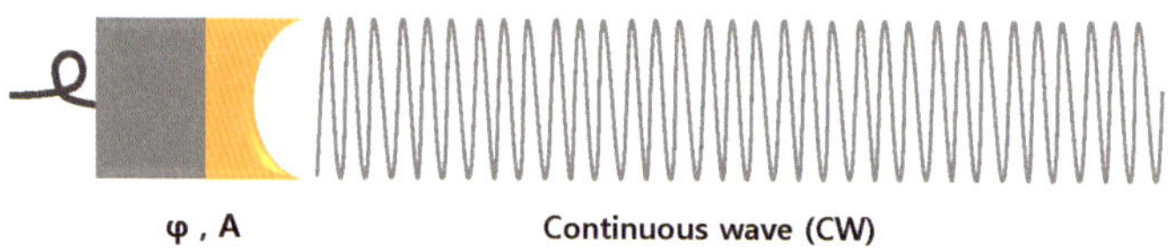

그림 4-16. 연속파 도플러

연속파 도플러에서는 송신과 수신이 별도의 소자로 이루어지고 한 방향으로 연속적으로 송신과 수신이 이루어진다. 연속적으로 송신과 수신이 일어나기 때문에 위치정보를 알 수가 없으나 에일리어싱이 일어나지 않으므로 빠른 혈류속도를 측정할 수 있다.

B모드 영상과 동시에 실시간으로 표현할 수 없다.

2. 펄스파 도플러(그림 4-17)

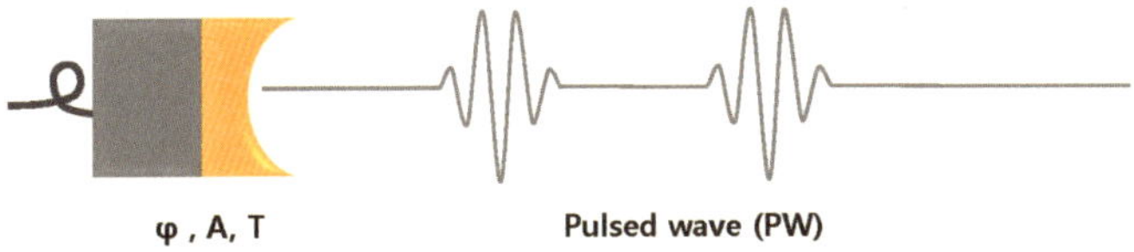

그림 4-17. 펄스파 도플러

펄스파 도플러에서는 송신과 수신이 동일 진동자로 이루어지고 한 방향으로 간헐적으로 송수신한다. 송신한 음파가 되돌아오는 시간을 측정할 수 있으므로 위치정보를 포함한다. 따라서 임의의 깊이에 있는 특정 부위의 혈류를 측정할 수 있다. 에일리어싱이 일어날 수 있어 아주 빠른 혈류는 그 속도를 측정하기 어렵고 보다 낮은 혈류 측정에 이용된다.

B모드 영상 (단층영상)에 동시에 실시간으로 표현이 가능하다.

3. 색혈류지도화 (그림 4-18)

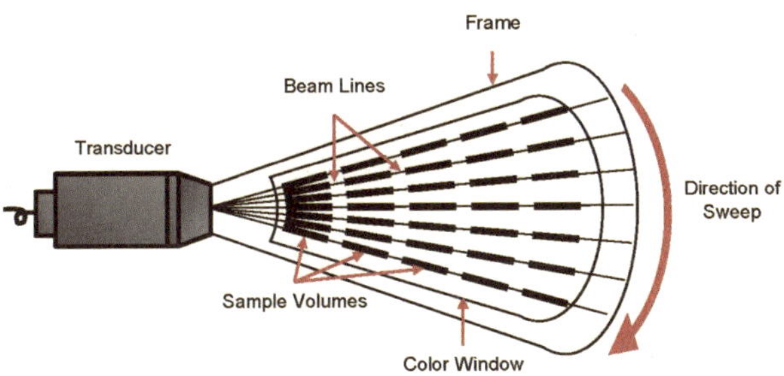

그림 4-18. 색혈류 지도화

색혈류지도화는 송수신이 같은 소자에서 이루어지고 여러방향으로 간헐적으로 송수신한다. 위치정보를 포함시킬 수 있고 이상혈류를 발견하는데 사용된다.

B모드 영상에 겹쳐 실시간으로 표시할 수 있다.

ⅱ. 혈류속도 및 각종 도플러 검사법의 적용범위

아래 그림은 생체에서 다양한 혈류 속도와 각각의 도플러 측정방식이 적용되는 대략적인 범위를 나타낸다. (그림 4-19)

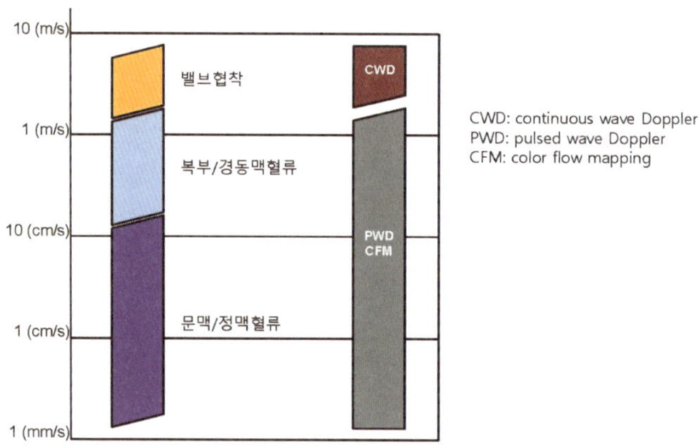

그림 4-19. 도플러 검사법의 적용범위

1. 도플러 검사에 이용되는 주파수 분석법과 표시방법

수신된 신호에 포함된 다양한 도플러 편이 주파수는 주파수분석회로에서 그 성분과 양을 분석하고 모니터에 표시된다.

2. 연속파 도플러, 펄스파 도플러

주파수 분석은 일반적으로 FFT방법(fast Fourier transform)이 이용되고 모니터에는 스펙트럼으로 표시된다.

FFT방법으로 분석을 하면 정량적인 분석법이 가능하고, 혈류의 방향 표시가 가능하며 혈류의 성분과 양을 표시할 수 있다.

3. 색혈류지도화법 (color flow mapping, CFM)

주파수 분석은 일반적으로 자기상관법(self correlation method)이 이용되고 모니터에는 컬러로 표시할 수 있다.

자기상관법에서 주파수분석의 정확도는 FFT에 비하여 떨어지지만 혈류의 방향을 표시할 수 있다. CFM에서는 혈류속도의 평균치를 표시하고 혈류속도성분의 편차(분산)를 표시할 수 있다.

V. 연속파 도플러

연속파 도플러법에는 송신용 진동자에서 연속적인 음파가 나오고 수신용 진동자에서는 연속적으로 음파를 수신한다.

최대검출가능 주파수는 중심주파수 2.5 MHz인 프로브에서는 약 ±7 m/s정도까지 가능하다. 주로 심장판막 협착이나 폐쇄부전등에 의한 이상혈류속도를 측정하는데 사용된다. 항상 연속적으로 송수신되기 때문에 다양한 깊이에서 반사되는 신호가 혼재되어 거리 측정은 불가능하다.

Ⅵ. 펄스파 도플러

펄스파 도플러법에서는 단층영상검사에서와 마찬가지로 진동자로부터 펄스 모양의 음파를 송신하고 같은 진동자에서 수신한다. 펄스파 도플러법은 기본적으로 단층영상검사와 같은 프로브에서 가능하며 도플러신호를 얻는 위치를 임의로 설정하는 것이 가능하다는 특징이 있어 주로 복부, 말초혈관 등에서 비교적 낮은 혈류속도를 측정하는데 사용되고 있다.

i. 도플러 시분할 스캔 (time division scan)

전자스캔 프로브의 경우, 주사선 1개의 송수신 방향을 임의로 결정하는 것이 가능하므로, 초음파 송수신을 시분할로 실시하여 단층영상을 보면서 도플러 검출 부분(샘플 볼륨 위치)을 설정하여 단층영상과 동시에 실시간 도플러 신호를 얻는 것이 가능하다. 그러나, 초음파 송신에 있어서 단층영상과 교대로 시행되므로 PRF는 같더라도 실제 도플러 검출에 사용되는 주기는 절반이 된다. 따라서 단층영상과 동시에 실시간으로 표시되는 경우의 최대 검출가능한 혈류속도는 펄스파 도플러만을 시행했을 때와 비교하여 절반으로 줄어든다.

초음파 진단장비에서는 단층영상과 도플러 파형을 동시에 표시할 때 최대 검출가능한 혈류속도가 낮을 경우 단층영상을 정지시킨 후 펄스파 도플러로 전환시킬 수 있다. (그림 4-20)

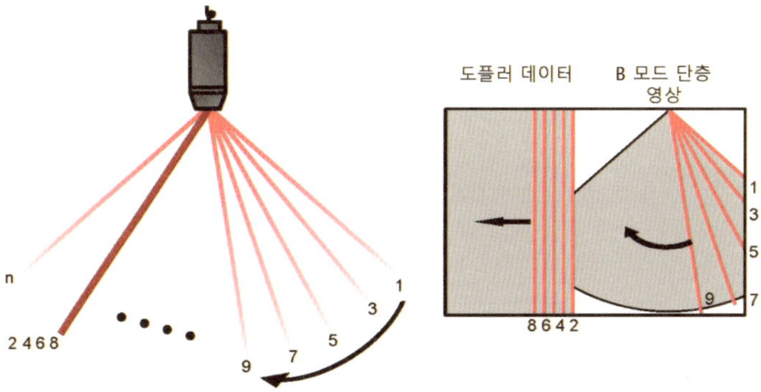

그림 4-20. 도플러 검사법의 시분할 스캔

* 최대 검출가능 혈류속도

펄스파 도플러에서 최대 검출가능한 혈류속도 V_{MAX}는 아래와 같은 식으로 구할 수 있다.

$$V_{MAX} = \pm \frac{c \times PRF}{4 \times cos\theta \times F_o}$$

PRF가 높을수록 빠른 유속을 검출할 수 있지만 진단 가능한 깊이는 감소하기 때문에 일반적으로 사용되는 주파수 2.5 MHz 프로브를 사용할 때 ±1 m/s정도까지 가능하다 (θ =0°).

PRF를 높임으로써 더 빠른 혈류속도를 측정할 수 있지만 더 깊은 위치의 혈류를 측정할 수 없게 된다.

PRF=5 kHz, θ=0°인 경우에는 그림과 같이 최대 검출가능혈류속도는 약 76.5 cm/s, 최대측정가능 깊이는 15.3 cm가 된다. (그림 4-21)

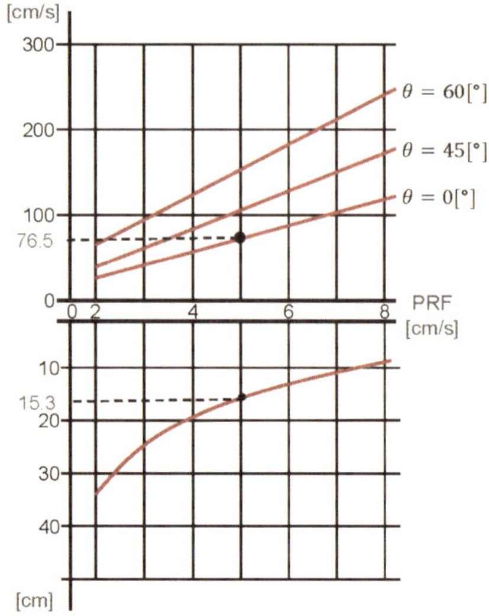

그림 4-21. 최대 검출가능혈류속도와 최대시야심도와의 관계

ii. 샘플 볼륨 (sampling volume, SV)

펄스파 도플러로 특정부위의 혈류속도를 측정할 경우, 측정부위를 지정하는 것이 가능하다. 이것을 sampling volume 또는 sample volume (SV)이라고 한다. SV의 폭은 초음파 빔의 크기에 의존한다. (그림 4-22)

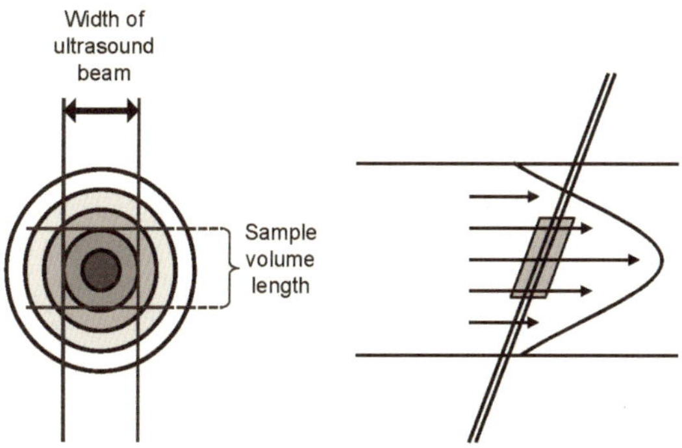

그림 4-22. 샘플볼륨

SV이 작으면 그 안의 혈류속도 편차가 작기 때문에 검출되는 도플러 주파수의 폭이 좁고, SV이 커지면 그 안의 혈류속도 편차가 커지므로 도플러 주파수 성분의 폭이 넓어진다. (그림 4-23)

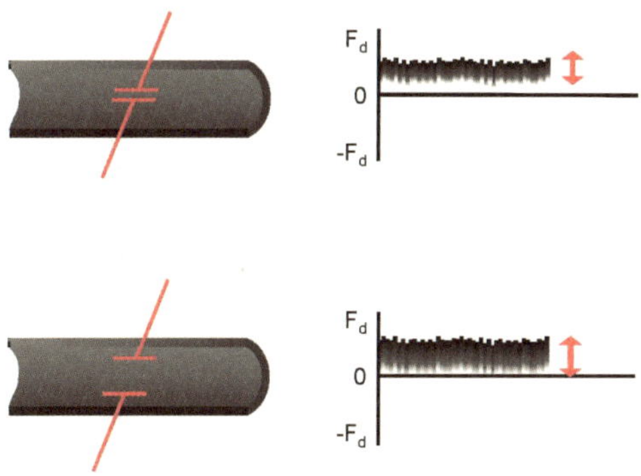

그림 4-23. 샘플볼륨과 측정혈류 변화

그 크기는 목적에 따라 1~20 mm로 설정가능하고 측정하는 혈관의 크기에 맞춘다. 혈관의 지름보다 크게 설정하면 혈관벽의 움직임 등에 영향을 받게 된다.

Ⅶ. 도플러 파형의 의미

i. 도플러 파형의 의미

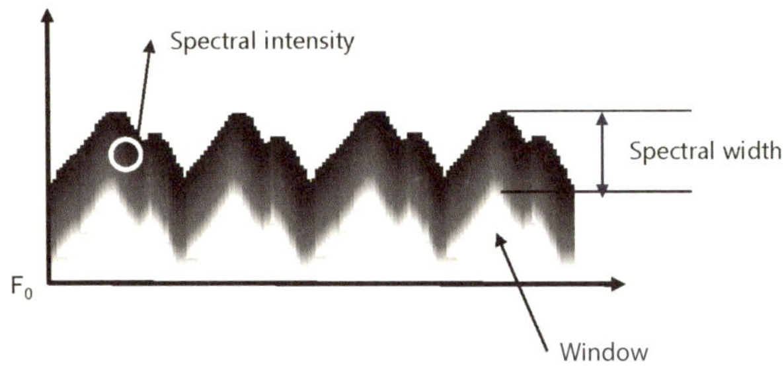

그림 4-24. 도플러 파형

펄스파 도플러, 연속파 도플러에서 얻는 혈류정보는 실시간으로 주파수가 분석되어 스펙트럼으로 표시된다. (그림 4-24) 모니터에 표시되는 파형에는 다음과 같은 정보를 포함하고 있다.

1. 수평선: 속도=0
2. 수평선 윗부분: 프로브 쪽으로 향하는 혈류 (이것은 설정에 따라 달라질 수 있다)
3. 수평선 아랫부분: 프로브에서 멀어지는 혈류
4. 세로축의 눈금: 속도를 표시하며 PRF에 따라 달라질 수 있다.
5. 가로축: 시간. 측정하고 있는 부분의 속도의 시간에 따른 변화를 표시.
6. 각각의 점의 밝기는 해당 속도를 가지고 있는 혈류의 양을 표시.

7. 점의 분포가 세로방향으로 넓으면 혈류의 속도 분포가 넓다는 의미이고 반대로 점의 세로방향 분포가 좁으면 혈류의 속도 분포가 좁다는 것을 의미한다.

펄스파 도플러는 SV 안의 속도만을 측정하지만 연속파 도플러에서는 초음파 빔상의 여러 부분에서 측정되는 혈류의 속도가 검출되므로 일반적으로 더 넓은 스펙트럼으로 나타난다.

ⅱ. 도플러 스펙트럼의 평균값

특정 순간의 스펙트럼에서 속도값을 취하여, 가로축을 해당 속도를 가지고 있는 혈류의 양으로 설정한 것이 아래 그림이다. 스펙트럼은 이러한 속도의 분포를 시간적인 변화에 따라 표시한 것이다. (그림 4-25)

스펙트럼의 평균값(평균속도)을 구하고, 그 평균의 시간적 변화를 스펙트럼에 겹쳐 표시하면 그림 4-25 C와 같이 된다.

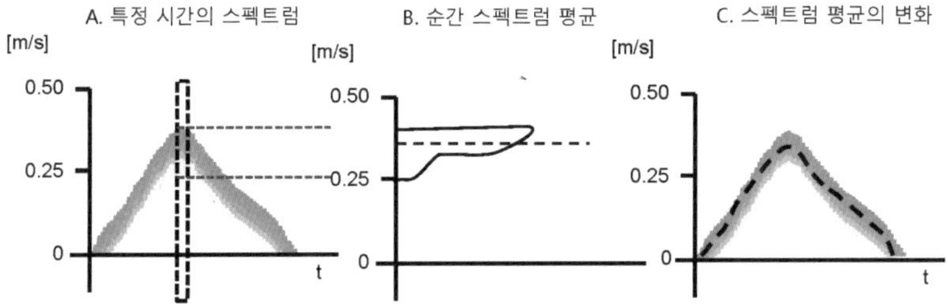

그림 4-25. 도플러 스펙트럼 정보

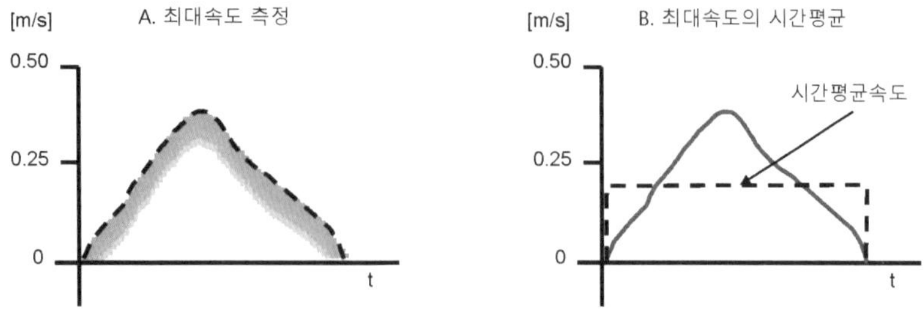

그림 4-26. 최대속도 평균

위 그림에서 스펙트럼의 최대속도를 연결한 것이 그림 4-26 A이고 최대속도를 시간에 따라 평균값을 구한 것이 그림 4-26 B이다.

일반적으로 평균속도라고 하면 다음과 같이 두 가지 종류가 있다.

1. 순간 스펙트럼의 평균값: mean spectral velocity
2. 시간평균속도: mean temporal velocity

VIII. HPRF법 (high pulse repetition frequency method)

도플러 검사에서 최대 검출가능 혈류속도는 PRF와 도플러 주파수에 의하여 결정되는데 더 빠른 혈류를 검사하기 위해 PRF를 높이면 시야심도가 얕아지게 된다.

그러나 시야심도가 얕아져도 강한 에코신호인 경우는 깊은 곳에서도 신호가 돌아오므로 다음 신호에서 수신된다. 이것을 활용한 것이 HPRF법이다.

HPRF법은 첫번째 펄스 신호를 송신한 후 깊은 곳에서 반사되어 돌아오는 반사에코가 수신되기 전에 여러 개의 펄스 신호를 다시 전송하여 수신하는 방식이다. 이 방법에서는 PRF가 높기 때문에 높은 혈류속도를 측정할 수 있다. 그러나 동일 초음파 빔 선상에 이전에 전송한 반사에코와 그 다음에 보낸 반사에코가 서로 뒤섞여 SV가 2개 또는 3개 등으로 나타나는 경우가 있어 원하는 깊이 측정에 혼동이 올 수 있다.

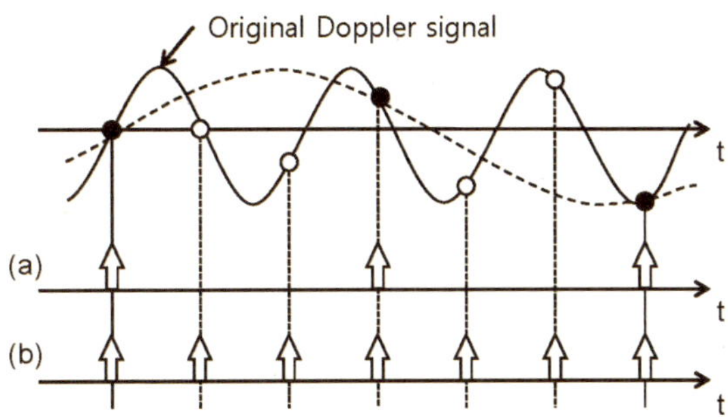

그림 4-27. HPRF를 이용한 도플러 측정법

위 그림에서 a는 일반적인 펄스파 도플러법이고 b는 HPRF를 이용한 도플러 측정방법이다. (그림 4-27)

표 4-1. HPRF와 일반 도플러법의 비교

	장점	단점
연속파 도플러	고속 혈류 측정에 적합	초음파 빔 상 혈류의 위치가 불명확함
펄스파 도플러	임의의 한 점에서 혈류 측정이 가능	고속혈류측정이 불가능
HPRF 도플러	특정혈류에서 어느 정도의 고속혈류까지 측정 가능	측정하는 점을 하나로 정하지 못한다.

IX. 색혈류지도화 (color flow mapping, CFM)

i. 색혈류지도화 (color flow mapping, CFM)

CFM은 펄스도플러 검사와 단층검사를 시행할 때와 마찬가지로 진동자에서 펄스파 송신과 수신을 동시에 수행한다.

펄스파 도플러법은 특정 위치에서 혈류의 변화를 나타내는데 CFM에서는 수신되는 여러위치에서 초음파 각각의 평균혈류속도를 색으로 표현하여 단층상에 중첩되는 정보로 표현한다. 역류, 단락 등 예상치 못한 혈류를 발견할 수 있는 장점이 있다.

CFM에서 가능한 최대혈류속도는 펄스파 도플러와 마찬가지로 PRF가 높을수록 빠른 혈류를 검출할 수 있으나 PRF가 높으면 검사 가능한 혈류의 깊이가 얕아진다.

CFM을 복부 검사에 응용할 때, 문맥이나 정맥 등 복부의 혈류는 심장에서 나오는 혈류 등과는 달리 속도가 느리기 때문에 문제가 된다. 검출 가능한 최저 혈류속도는 아래 식으로 구할 수 있다.

$$V_{min} = \frac{c \times PRF}{2 \times n \times cos\theta \times F_o}$$

n=데이터 갯수 (동일방향의 초음파 수신회수. 일반적으로 10회정도가 사용된다)

CFM은 펄스파 도플러와 마찬가지로 동일 방향으로 여러 번의 초음파를 송수신하여 계산을 하지만 정보를 얻기 위하여 여러 번 같은 방향으로 초음파를 전송한 후 차례로 송수신방향을 약간씩 변경할 필요가 있기 때문에 하나의 단층 영상을 얻기 위해 많은 송수신을 반복해야 한다. 따라서 같은 방향으로 초음파 전송 횟수(데이터 개수)를 높이면 연산의 정밀도도 향상되어 더 낮은 속도의 혈류까지 검사할 수 있지만 실시간으로 표현하는데 한계가 있을 수 있다.

ii. CFM의 종류

CFM에는 혈류속도 정보를 알 수 있는 velocity display와 velocity-variance display가 있고, 혈류속도 정보를 알 수 없는 power display방법이 있다.

CFM은 혈류의 방향, 혈류 속도의 평균값, 도플러 신호의 세기, 혈류 속도의 분산정도 등에 대한 정보를 얻을 수 있다. 각각의 정보를 그 용도에 따라 다양한 표기법으로 표시한다.

iii. CFM의 컬러 인코딩

1. Velocity display

혈류의 방향에 따라 다음과 같이 표시한다.

1) 빨간색: 프로브 쪽으로 향해 오는 혈류

2) 파란색: 멀어지는 혈류

혈류의 속도는 빨간색~노란색, 파란색~녹색 등 색조 (hue)의 변화로 표시한다.

색의 밝기는 일정하고 주로 복부 등의 느린 혈류 검사에 이용된다.

2. Velocity-variance display

속도의 분산 (variance)은 평균혈류 속도 주변의 혈류속도의 분포를 의미한다.

혈류의 방향에 따라 다음과 같이 표시한다.

1) 빨간색: 프로브 쪽으로 향해 다가오는 혈류

2) 파란색: 멀어지는 혈류

혈류속도의 분산정보는 그 값이 일정 역치를 넘어설 때에만 표시된다. 대부분의 장비에서 원래의 혈류속도를 나타내는 색조에 녹색을 추가하여 표시한다.

가까워지는 방향의 혈류에는 붉은색에 녹색을 추가하여 노란색이 되고, 멀어지는 방향의 혈류에는 파란색에 녹색을 추가하여 청록색이 된다. 어떠한 경우라도 혼합된 색깔의 밝기는 원래 색깔의 밝기에 따라 결정된다.

역치 이상의 분산이 나타나면 와류에 의한 spectral broadening을 의미할 수도 있으나 원래 혈류에 와류는 없는데 그 속도가 다양한 경우에도 나타난다.

혈류속도가 나이퀴스트 한계를 초과하는 경우 에일리어싱이 일어나 모니터에 모자이크 양상으로 와류가 있는 것처럼 보일 수도 있다. (그림 4-28)

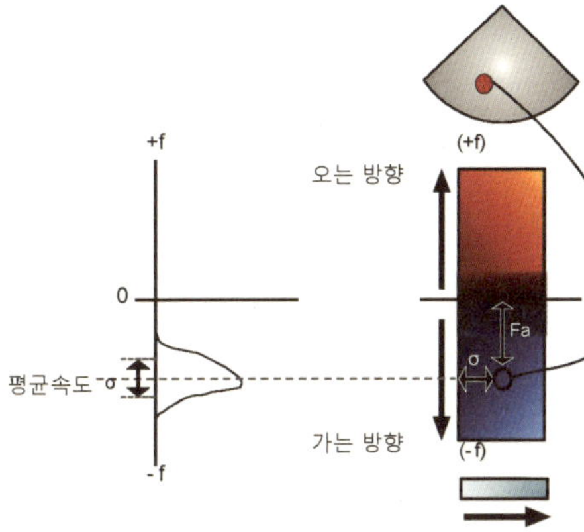

그림 4-28. HPRF를 이용한 도플러 측정법

3. Power display

파워 도플러에서는 도플러 신호의 세기는 빨간색 색상과 색의 밝기나 채도의 변화로 표시한다. 도플러 신호의 세기를 표시할 때, 도플러 각도 의존성에 의한 밝기 차이가 작은 특징이 있다. 느린 혈류에서도 밝게 표시되므로 가는 혈관도 잘 보이게 되어 주로 복부 등의 느린 혈류를 검사하는데 이용된다.

파워 도플러 또는 파워 모드 등으로 부르기도 한다. (그림 4-29)

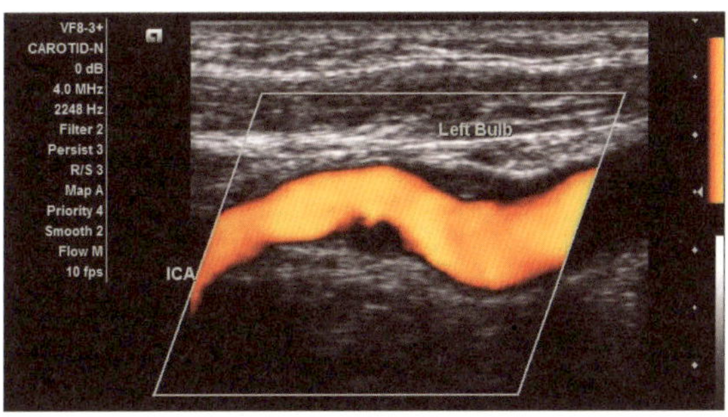

그림 4-29. 파워 도플러

1) 파워 도플러의 특징

주로 순환기 검사에 이용되는 Velocity-variance display의 특징은 검사하는 시야 내에서 이상혈류를 찾아내는 데 있으며 밸브역류 등의 비정상적으로 빠른 혈류를 검출하는 것이 목적이지만, 파워 디스플레이는 복부영역 등에서 측부순환 등 예상치 못한 위치에서 혈류를 발견하는 것이 주 목적이다.

도플러 편이가 검출된 위치를 밝은 색의 점으로 표시하므로 혈관의 유무와 그 주행경로를 관찰하는데 편리하다. 검출된 도플러 편이(즉 혈류속도)에 따라 색이 변화하지 않으므로 느린 혈류도 확실히 나타낼 수 있다. 유속을 표시하는 것이 아니라 도플러 편이의 강도를 표시하고 있으므로 각도 의존성이 적고 초음파 빔의 각도가 직각에 가까운 혈류도 볼 수 있는 특징이 있다.

파워 디스플레이는 혈류속도에 의해 색이 변화하지 않는 특징이 있으나 혈류의 방향에 대한 정보는 가지고 있으며 필요에 따라 혈류 방향을 빨강, 파랑계열 등의 색상 차이로 나타낼 수 있다.

Chapter 05

영상장치 및 장비의 조정

5 영상장치 및 장비의 조정

I. 영상처리 회로

1. 디지털스캔변환기(digital scan converter, DSC)

DSC는 다양한 방향으로 빔을 주사하는 초음파 스캔선을 모니터의 횡단주사선 방향으로 변환하여 나타내는 역할을 한다.

수신된 초음파빔의 스캔방향에 따라 해당 위치의 밝기신호를 디지털값으로 조정(analogue to digital, A/D변환)하여 실시간으로 메모리에 저장하고 이 저장값을 모니터의 주사선방향에 맞추어 D/A(digital to analogue) 변환한 후 모니터에 나타낸다. (그림 5-1, 2)

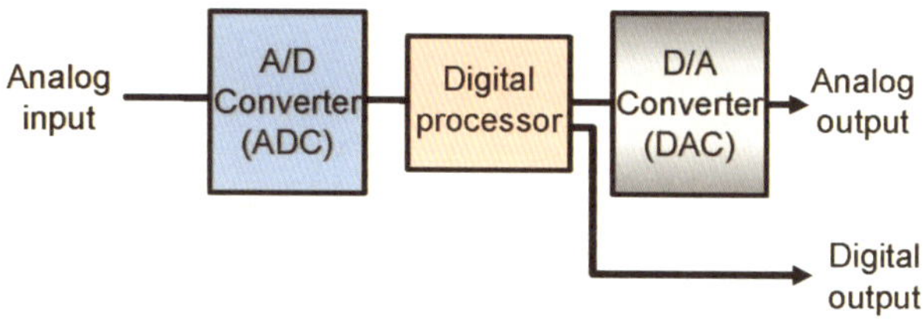

그림 5-1. 디지털 스캔 변환 구조도

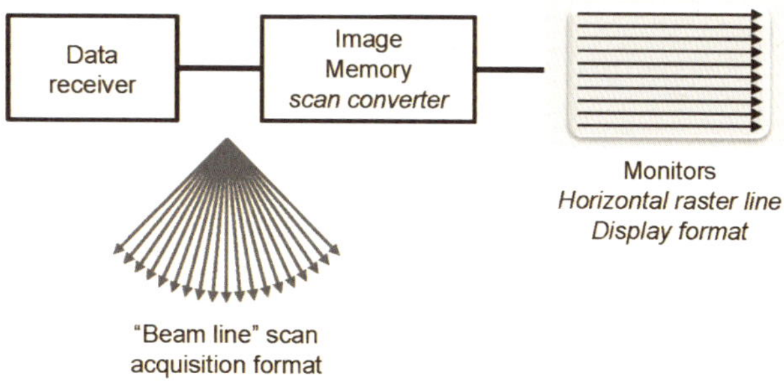

그림 5-2. 영상처리 과정

2. A/D 변환

연속적으로 변화하는 아날로그신호를 디지털화하는 과정을 말하며 아날로그 신호를 숫자로 기록하고 저장한다. A/D변환에는 샘플링과 정량화 과정이 필요하다.

i. 샘플링

샘플링은 연속적으로 반복되는 시간에 따른 신호를 불연속적이고 일정한 시간 간격으로 측정하는 것을 말한다. (그림 5-3)

이 때 나이퀴스트 법칙에 따라 에일리어싱을 방지하기 위해서는 신호 주파수가 샘플링 주파수의 반보다 작거나 같아야 한다. 샘플링 주파수가 높을수록 더 정확한 정보를 얻을 수 있다. (그림 5-3)

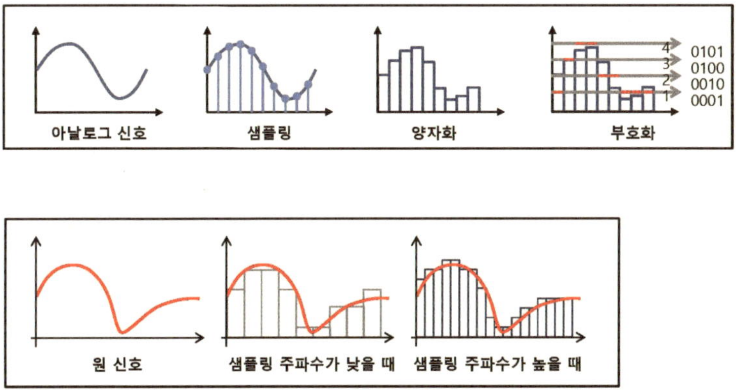

그림 5-3. 샘플링 (sampling)과 양자화 (quantization)

ii. 양자화 (quantization)

A/D 변환 시에는 입력신호를 양자화하는 과정을 거치게 된다.

이 과정에서는 수신 신호 범위를 여러 개의 각각의 양자 (quanta)로 분할하여 이것을 입력 신호에 대비하여 일치시킨다. (그림 5-4)

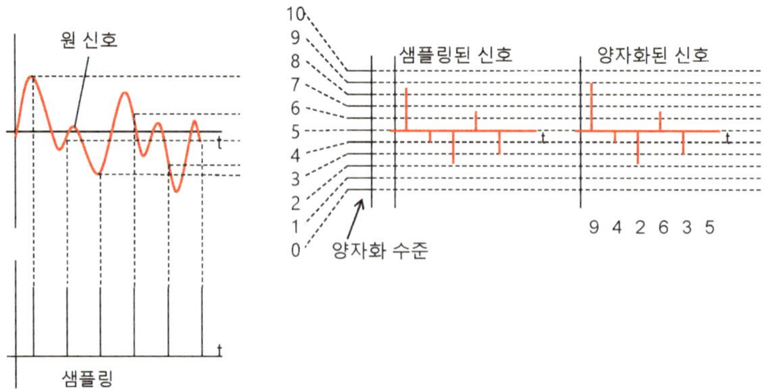

그림 5-4. 양자화된 신호의 부호화 (coding)

이 때, 수신된 신호를 지속적으로 변환하지 않고 일정한 시간간격을 두고 주기적으로 변환하기 때문에 원래의 연속적인 시간과 진폭 정보가 변환된 이후에는 불연속적인 시간과 진폭 신호로 바뀌고 이로 인하여 오차가 발생하게 된다.

변환 후의 분해능은 아날로그 값의 범위에서 생성할 수 있는 이산값(discrete value)의 수를 나타낸다. 분해능은 양자화 오차의 크기를 결정하므로 초과샘플링을 사용하지 않고도 이상적인 A/D변환의 노이즈비율에 대한 최대 가능 평균신호를 결정한다. 이 값은 이진수로 전자적으로 저장되므로 분해능이 비트 (bit) 단위로 표시된다. 결과적으로 사용 가능한 이산값 또는 '레벨'의 수는 둘 중 하나로 간주된다. 예를 들어 분해능이 8비트인 ADC는 2^8=256이므로 256개의 다른 레벨로 아날로그 입력을 부호화할 수 있다. 해상도는 전기적으로도 정의될 수 있으며 볼트(V)로 나타낼 수도 있다. (그림 5-5)

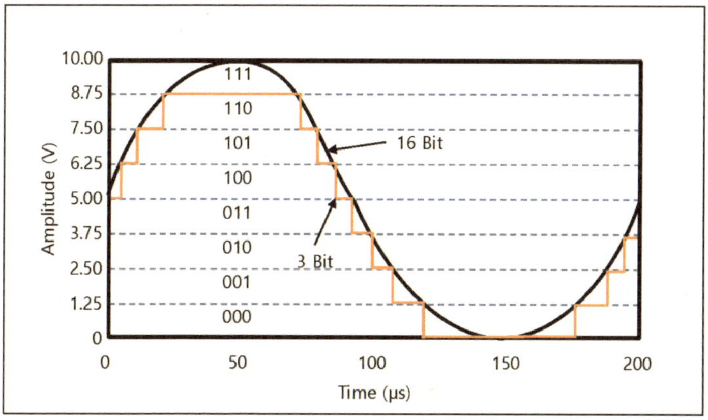

그림 5-5. 분해능에 따른 신호의 차이

3비트 A/D 변환은 수직 범위를 8 (2^3)개의 불연속 레벨로 나눈다. 세로 방향 범위가 10 V인 경우, 3비트 A/D변환은 10/8 V에 해당하는1.25 V보다 작은 전압 차이를 발생시킬 수 없으며, 65,536 (2^{16})개의 이산 레벨을 가진 16비트 A/D변환은 152.6 (10V/2^{16}) μV 만큼의 차이로 전압을 생성할 수 있다.

다음 그림은 3비트와 16비트 분해능에 따른 두 신호파형 간의 차이를 보여 준다. 16비트 파형은 연속 사인파처럼 보이지만, 확대하면 152.6 μV의 불연속 단계를 볼 수 있다. 두 파형은 서로 다른 전압의 계단으로 구성되지만 16비트 파형은 3비트 파형에 비하여 연속 사인 파형과 더 비슷하게 보인다. (그림 5-5)

3. D/A 변환

데이터 값으로 표시되는 밝기 신호는 메모리에서 디지털 처리된 후 모니터에 표시하기 위하여 다시 아날로그 신호로 변환되는데 이것을 D/A 변환이라고 한다. 예를 들어 0~127까지의 128단계에서 최대 3.2 V를 나타내는 경우 하나의 계조는 25 mV 단위로 표시된다.

한 단계가 25 mV인 경우 1 ms마다 0, 2, 5, 3 등의 불연속적인 이산값으로 변환될 때 이 상태로는 부자연스럽게 보이므로 매끄럽게 보일 수 있도록 작업을 하게 된다 (low-pass filtering). (그림 5-6)

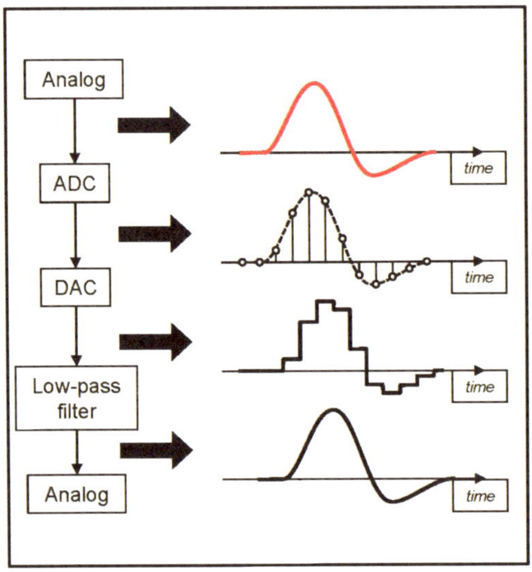

그림 5-6. D/A 변환과 low pass filter

Ⅱ. 장비의 조정

1. 송신 조정

초음파 송신신호의 조건은 출력을 변화시키거나 시간을 변화시켜 조정할 수 있다. 검사자가 송신신호의 조건을 변화시키면 화면에 표시되는 각각의 모드에 대응하여 장비가 자동적으로 변화시켜 준다.

ⅰ. 초음파 출력

장비의 콘솔에서 원하는 대로 조정을 할 수가 있으나 초음파 출력이 과하게 커지지 않도록 장비 내부에서 자동으로 조정된다.

ⅱ. 초음파 방출 시간

검사자가 의도적으로 조정할 수는 없지만 장비가 자동으로 시야심도를 변경하거나 초당 반향에코를 수신하는 횟수 등을 조절하게 된다. 도플러 속도 범위는 PRF (pulse repetition frequency)를 변화시켜 방출시간을 변화시킬 수 있다.

2. 수신 조정

초음파를 수신한 이후 검사자의 의도에 따라 조정할 수 있는 변수가 많이 있다.

Gain, STC (sensitivity time control), timing range, echo enhance 같은 영상 조정 또는 도플러의 low cut filter 등을 초음파 수신 후에 조정할 수 있다.

i. Gain

수신된 신호에는 다양한 정보가 포함되어 있다. 로그 증폭된 신호 중 너무 강한 신호는 신체표면 주위에서 발생하는 불필요한 정보가 많기 때문에 이를 제거하고 분석에 필요하지 않은 약한 신호도 잡음(noise)으로 간주하여 제거한다. 이후 검사에 필요한 범위의 신호를 선택하여 모니터에 표시한다.

Gain 조정은 입력된 신호가 모니터에 적절하게 표시되도록 신호 레벨을 조정하는 방법이다. 일반적으로 gain은 증폭회로에서 증폭 정도를 나타내는 말이다 (gain이 크면 증폭 정도가 크다.) 모니터에서 gain이 크면 강도가 약한 신호까지 모니터에 표시되기 때문에 전체적으로 밝기가 증가하고 gain이 낮으면 강한 신호만 표시되어 전체적으로 어두워지는 효과를 얻을 수 있다.

ii. 로그 증폭 (logarithmic amplifier)

초음파 수신 직후 근거리에서 되돌아온 에코는 세기가 큰 신호이지만 깊은 곳에서 되돌아 올 때는 에코가 감쇠의 영향으로 매우 작은 신호만이 돌아온다. 예를 들어 큰 신호가 1 V, 작은 신호는 1 mV라고 하면 그 사이에는 1,000배의 차이가 있으므로 그 차이를 모니터에 표시할 때 작은 신호는 그래프 상에 표시가 되지 않는다. 따라서 반향에코를 로그함수로 증폭시켜 모니터에 나타낸다. 더욱이, 근거리에서 반사되는 강한 에코에는 피부에서 반사되어 검사에 불필요한 신호가 포함되어 있다. 따라서 관찰하려는 생체내부에서 오는 미세한 반사신호의 세기를 더 잘 표현되도록 gain, timing range 등을 조정한다. (그림 5-7).

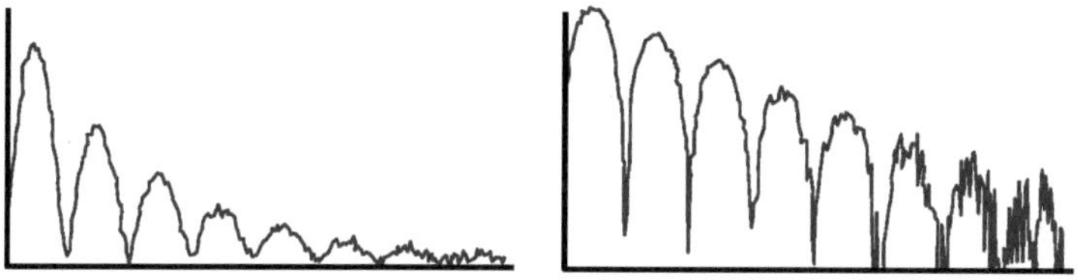

그림 5-7. 신호의 증폭

iii. 다이나믹 레인지 (dynamic range)

Gain을 설명할 때 모니터에 표시할 신호의 범위가 다이나믹 레인지이다. 가장 큰 신호와 가장 작은 신호의 비율을 일컫는 것으로, 일반적으로 다이나믹 레인지는 잡음에 묻혀버리지 않을 정도의 작은 신호부터 넘치지 않을 정도로 큰 신호까지 얼마나 많은 신호를 처리할 수 있는지를 나타내고 dB로 표시한다. 다이나믹 레인지가 넓으면 큰 범위의 신호를 취급한다는 것이다. 다이나믹 레인지를 넓게 하면 약한 신호에서 강한 신호까지 넓은 범위의 신호를 모니터에 표시할 수 있지만 신호 사이의 밝기 차이가 적으므로 미세한 차이의 에코는 표현되지 않는 부드러운 이미지가 된다. 다이나믹 레인지를 좁게 하면 반사된 에코신호의 밝기 차이가 크게 모니터에 표시할 수가 있어 이미지가 거칠게 표현된다.

iv. Sensitivity Time Control (STC)

생체에서는 동일한 반사체라 하더라도 그 깊이에 따라 감쇠의 영향으로 에코 강도가 바뀌게 된다. 따라서 깊이에 따라 감쇠된 만큼의 신호를 보정하여 동일한 밝기로 표시할 수 있다.

생체에서 에코신호는 거리와 주파수에 비례하여 감쇠하고 음파를 방출하여 다시 수신할 때까지의 시간은 거리에 비례하기 때문에 그 깊이를 알 수 있다. 그러므로 음파를 방출한 직후부터 시간에 비례하여 감도를 서서히 증가시킴으로써 감쇠를 보정한다. 대부분의 초음파 장비는 프로브의 주파수와 검사 부위에 따라 장비내부에서 보정이 최적화되도록 설정되어 있다. 그러나 환자마다 조건이 다르므로 신호의 감쇠가 달라질 수 있기 때문에 추가 조정이 필요할 수도 있다. 따라서 장비마다 필요 시에 신호를 조정할 수 있도록 STC 조절 패널을 두고 깊이에 따라 보정량을 조정할 수 있는 장치가 있다. STC 보정량은 사용하는 프로브의 주파수와 거리에 따라 장치내부에서 보정하고 패널의 STC 볼륨조절로 미세하게 조정할 수 있도록 한 것이다. (그림 5-8)

5-8. Sensitivity Time Control

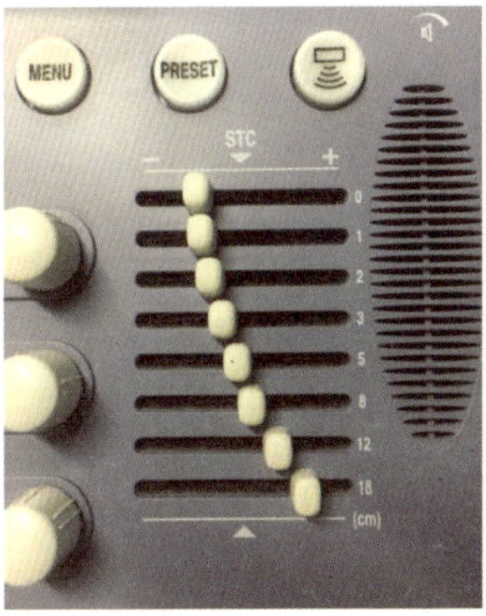

STC 조절 패널

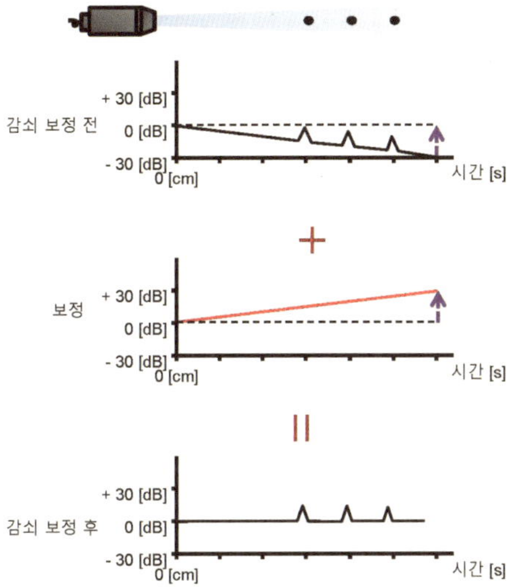

그림 5-8. Sensitivity Time Control

Chapter 06

최신 초음파 진단법

I. 하모닉 영상 (harmonic imaging)
II. 코드화 여기(들뜸) 기법 (coded Excitation)
III. 삼차원 영상 (3D 영상)
IV. Elastography

6 최신 초음파 진단법

I. 하모닉 영상 (harmonic imaging)

초음파를 송신한 후 생체에서 반사되는 고주파성분의 신호를 이용하여 영상화하는 것을 하모닉 영상이라고 한다.

송신주파수의 고주파수가 돌아오는 원리와 그 이용방법에는 크게 다음의 2가지 종류가 있다.

i. 조직 하모닉 영상 (tissue harmonic imaging, THI)

초음파는 생체조직에서 전파됨에 따라 점차 파형이 왜곡되면서 고주파성분을 포함하게 된다. 이 성질을 이용하여 수신된 신호로부터 기본파를 삭제하고 고주파성분을 사용하여 영상을 만들 수 있다. (그림 6-1, 2)

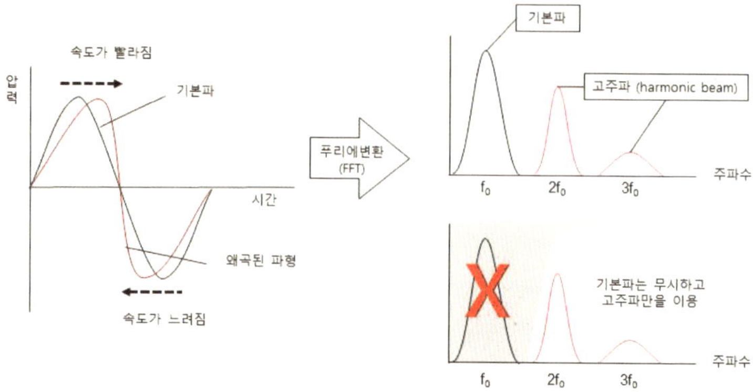

그림 6-1. 하모닉 이미징의 원리-I

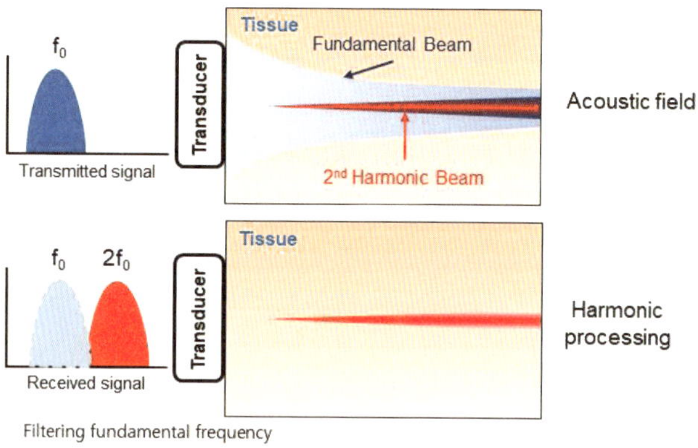

그림 6-2. 하모닉 이미징의 원리-II

초음파의 파형은 음압이 높은 부분에 너무 많은 왜곡이 발생하는 특성이 있다. 따라서 초음파 빔의 중심부분일수록 음압이 높기 때문에 왜곡되어 고주파가 발생하고 빔의 주변부분에서 발생하는 주파수에는 비교적 왜곡이 적다.

왜곡되어 새로 발생하는 고주파에는 정수 배의 주파수가 여러 배수로 포함되어 있지만 주파수가 높아질수록 감쇠가 많아지기 때문에 영상에 미치는 영향은 2배의 고주파성분이 대부분이다. 2배의 고주파를 이차 하모닉(second harmonics)이라고 한다. 조직 하모닉에서 형성된 초음파 빔은 측엽허상이 적고, 노이즈가 적으며, 해상도가 더 높다.

하모닉 영상은 수신신호에 포함된 고주파를 이용하여 영상을 만드는데 고주파성분이 많은 빔의 중심부분을 이용하여 영상화한다. 결과적으로 가는 빔을 사용하게 된다. (그림 6-3)

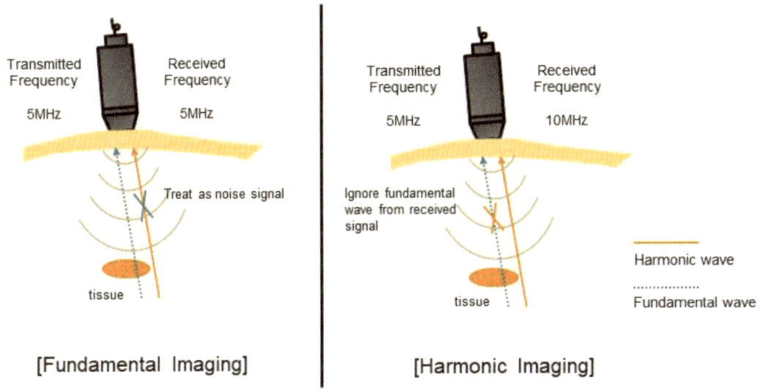

그림 6-3. 기본파 영상과 하모닉 영상의 차이

또한 주엽(main lobe)과 비교하여 측엽(side lobe)은 음압이 낮기 때문에 고주파 발생이 적으므로 측엽에 의한 영향이 적은 영상을 얻을 수 있고 순환기 검사에서 근골격계의 영향에 의한 허상이 감소하는 효과를 얻을 수 있다.

조직 하모닉 영상에서는 해상도가 향상되고 측엽의 영향이 감소하기 때문에 주로 일반적인 검사에서 화질의 향상을 기대할 수 있는 방법이다. (그림 6-4)

일반 영상 하모닉 영상

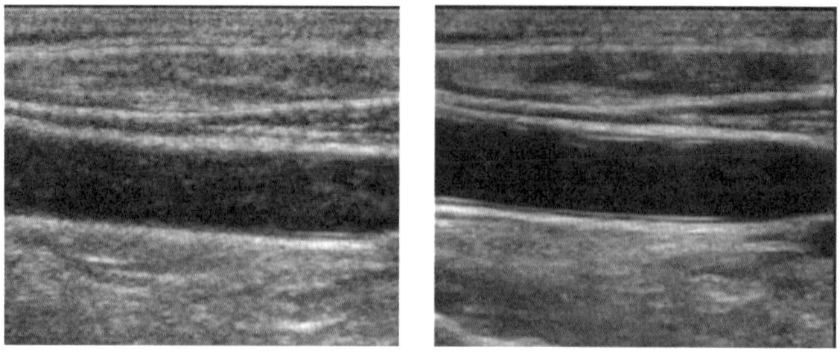

그림 6-4. 일반 영상과 하모닉 영상

ii. 조영 하모닉 영상 (contrast harmonic imaging, CHI)

초음파 조영제 (ultrasound contrast agent)에는 미세기포(microbubble)가 포함되어 있어 반사에코신호를 증강시키는 효과가 있다.

미세기포는 진동시 수축은 잘 일어나지 않으나 팽창하기는 쉬운 성질이 있으므로 입사파와 반사파의 관계는 비선형으로 나타난다. 미세기포로부터 반사되는 신호는 비대칭으로 왜곡된 파형으로 변화하여 고주파성분이 많이 포함되어 있다. 미세기포로부터 나오는 반사신호를 그대로 처리하는 것이 아니라 초음파 조영제로부터 반사되는 고주파신호를 선택적으로 나타내는 것을 CHI이라고 한다.

THI와 마찬가지로 수신된 신호로부터 기본파성분을 제거하고 고주파성분만 표시함으로써 혈류가 풍부한 (미세기포를 많이 포함하는) 조직 만을 선택적으로 표시할 수 있다. (그림 6-5)

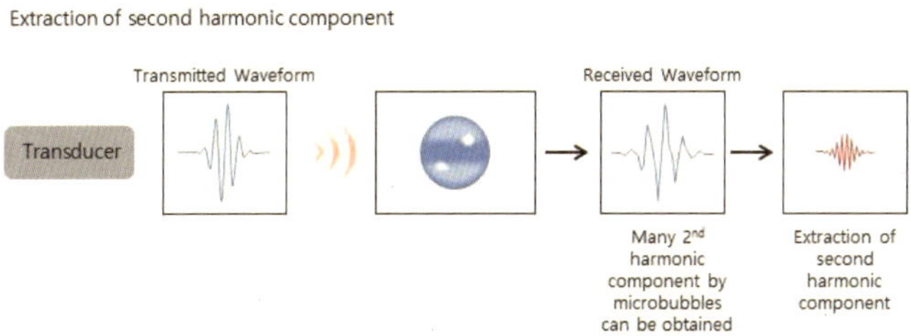

그림 6-5. Second harmonic 추출

미세기포는 1~7 μm의 크기로 이루어져있고 내부에 공기가 포함되어 있는데 수축과 팽창을 반복하면서 진동하지만 수축할 때와 팽창할 때 다른 강도의 반응을 보이기 때문에 그 합은 0이 되지 않고 비선형적인 반응을 보인다. (그림 6-6, 7)

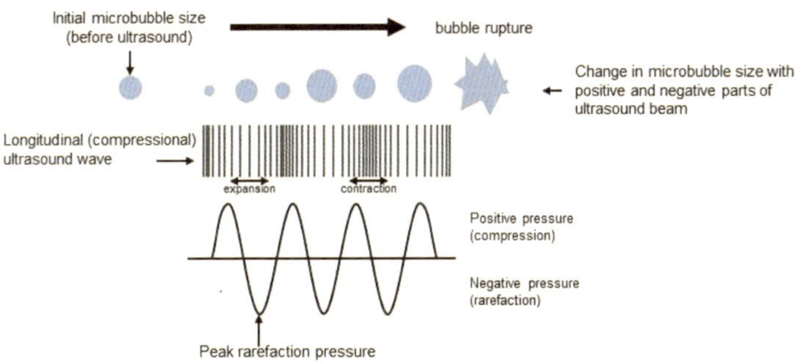

그림 6-6. 초음파 조사에 따른 미세기포의 진동

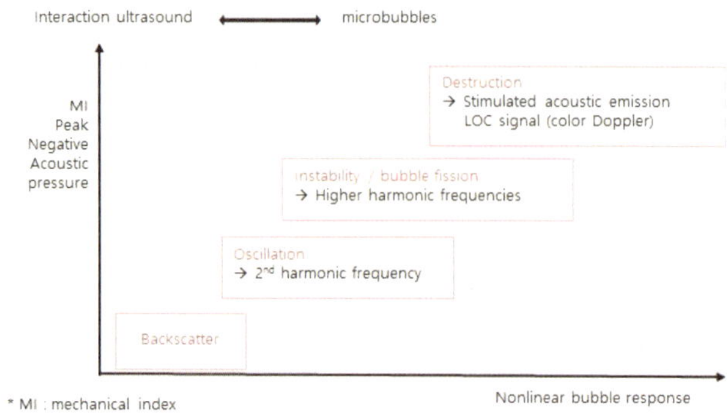

그림 6-7. 초음파와 미세기포의 반응

II. 코드화 여기(들뜸) 기법 (coded excitation)

코드화 여기 기법은 코드화된 초음파 신호를 생체로 조사한 후 반사되는 신호를 수신하여 압축함으로써 축 방향 해상도를 유지하며 신호 대 잡음비를 증가시킬 수 있다.

예를 들면, 세 번의 신호를 조사한 후 한 번 건너뛰고, 두 번의 신호를 조사한 후 다시 한 번 신호를 건너뛰고 또 다른 신호를 두 번 조사하는 등의 방식이다. (그림 6-8)

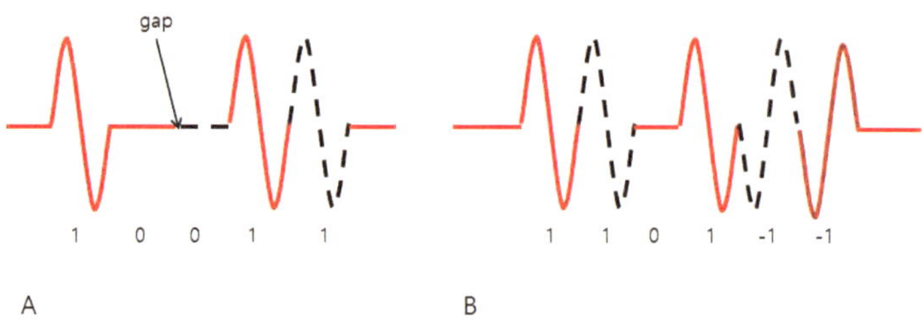

그림 6-8. 코드화 여기 (들뜸) 기법 (coded excitation)

수신장치에서는 반사된 신호에서 코드화된 신호를 분해하고 각각의 신호배열을 쌓아 짧은 고강도 에코신호를 만들게 되므로 높은 강도의 신호, 또는 고감도의 수신장치와 같은 기능을 하게 된다. 결과적으로 혈관벽에서 강하게 반사되는 신호가 있어도 약한 에코로 반사되는 혈류신호를 영상으로 표현할 수 있게 된다.

Ⅲ. 삼차원 영상 (3D 영상)

단층 영상은 2차원적인 면에 대한 정보를 표현하는데 깊이에 대한 정보를 추가하여 입체로 표현한 것을 3D영상이라고 한다. 여기에 시간 변화에 대한 정보를 추가하면 4D 영상이 된다.

3D영상은 초음파 단층 영상에 대한 정보를 조금씩 위치를 변경해가면서 수집하며 동시에 센서를 이용하여 단층면에 대한 방향정보를 감지하여 영상처리회로에서 정보를 처리한 후 모니터에 표현하게 된다.

수집된 영상정보를 모니터에 표시하려면 여러가지 방법이 있다.

영상정보 중에서 임의의 단면을 잘라 표현하거나 단층 영상에 혈관의 3D 영상을 겹쳐 표시할 수도 있고 내부가 비어있는 장기의 내부를 내시경으로 관찰하는 것처럼 (fly through)표시할 수도 있다. (그림 6-9 A, B)

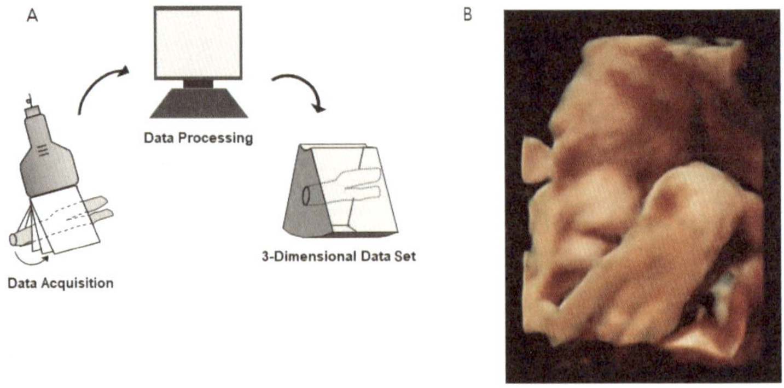

그림 6-9. 3D imaging (충남대학교병원 산부인과 이민아교수님 제공)

Ⅳ. Elastography

종래의 초음파 영상은 조직의 분포에 대한 특성을 표현하는 방식이고 조직의 기계적인 특성을 표현하지는 못한다. Elastography는 탄성 영상(elasticity imaging)이라고도 하며 조직의 경도에 대한 질적, 양적 정보를 표시하는 방법이다. 조직을 누르거나 인장력을 가한 후 그에 대한 반응을 초음파를 이용하여 측정한다. (그림 6-10~12)

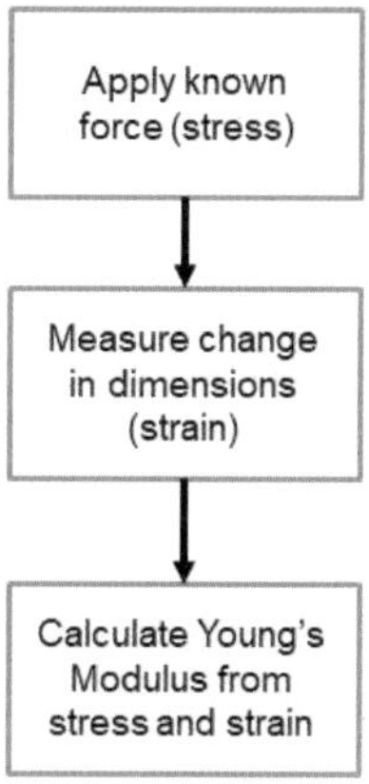

그림 6-10. Elastography를 얻는 과정

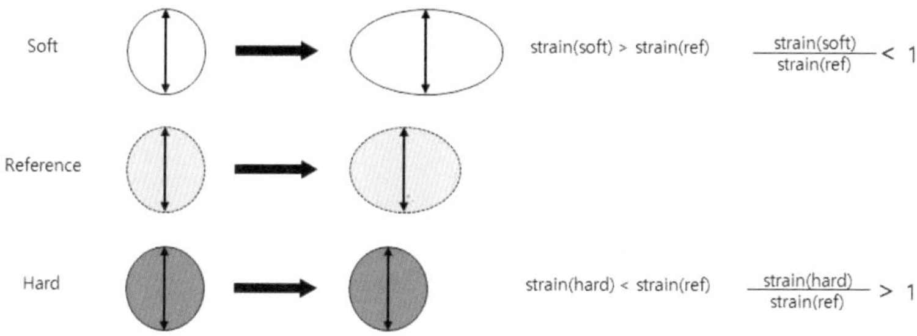

그림 6-11. Elastography의 원리: 참조부위와 비교한 두 병변의 경도 차이

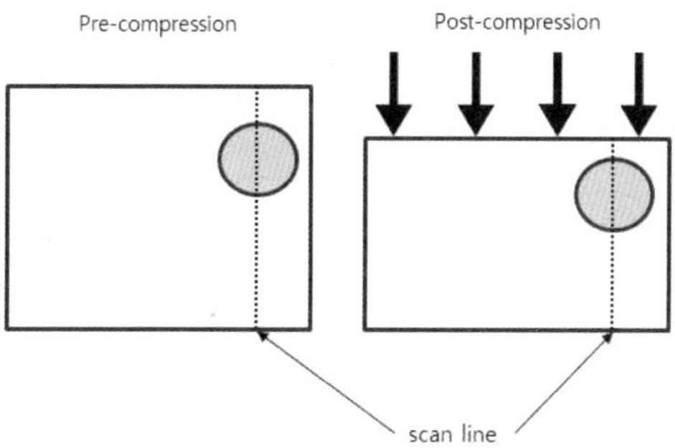

그림 6-12. 조직 압박 전후 스캔 라인의 위치

체표에서 프로브를 이용하여 조직에 압력을 가한 후 조직이 변형되는 정도를 영상으로 수집하여 경도를 측정한다. (그림 6-13)

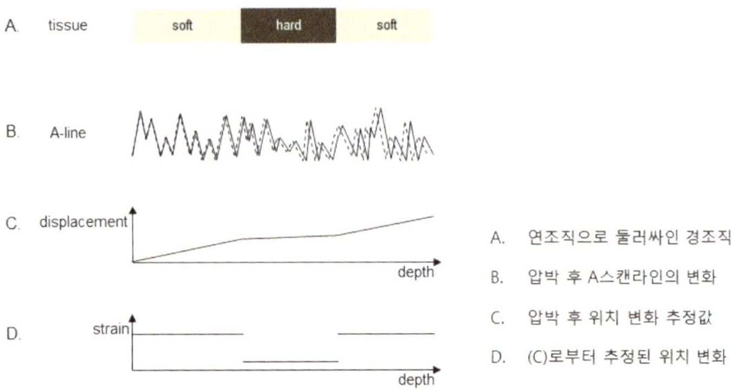

그림 6-13. 압박 전후 A스캔 라인의 추정값 변화

Chapter 07

안전관리 및 장비 점검

7 안전관리 및 장비 점검

I. 초음파 의료기기의 안전성에 관한 가이드라인 (식품의약품안전평가원 의료기기심사부, 2015. 2.)

1. 주요 용어 정의

본 가이드라인에서 사용하는 용어와 정의는 다음과 같으며, 이들의 기호 및 단위는 [표7-1]과 같다.

1.1 열지수 (thermal index : TI)

특정의 조직 모델을 따르는 특정 지점에서 온도를 1 Δ°C 상승시키는데 필요한 감쇠된 음향 파워와 특정 지점에서의 감쇠된 음향 파워의 비

1.2. 연조직 열지수 (soft tissue thermal index : TIS)

연조직(soft tissue)에 관계된 열지수 (본 가이드라인에서 연조직이란 골격근과 관련된 조

직을 제외한 모든 조직과 체액부분을 말한다)

1.3. 뼈 열지수(bone thermal index : TIB)

태아(임신 2, 3 분기) 또는 신생아의 머리 부분에 적용할 때와 같이 초음파 빔이 연조직(soft tissue)을 통과하여 뼈 근방에 초점영역이 형성될 경우의 열지수

1.4. 두개골 열지수 (cranial-bone thermal index : TIC)

소아 및 성인의 두개골에 적용할 때와 같이 초음파 빔 입사시 뼈를 투과하게 될 경우의 열지수

1.5. 역학적 지수 (mechanical index : MI)

초음파, 음파에 의한 인체 매질 내에서의 압력의 변화로부터 기인하는 조직변형력 등의 역학적인 영향에 대해 정량화시킨 지표

1.6. 시간-평균 세기 (temporal-average intensity: I_{TA})

음장의 특정 점(z)에서의 순간 세기의 시간-평균

1.7. 공간-피크 시간-평균 세기 (spatial-peak temporal-average intensity: I_{SPTA})

변환기로부터의 특정 거리(z)에서의 특정 평면에서의 시간-평균 세기(I_{TA})의 최대치

1.8. 초음파영상진단장치 (ultrasonic diagnostic equipment)

환부에 초음파 에너지를 전송, 반사 신호를 수신하여 생리학적 또는

인공 구조를 눈으로 볼 수 있도록 하는 기구

1.9. 초음파 변환기 (ultrasonic transducer)

초음파 주파수 범위 내의 전기 에너지를 기계적 에너지로 변환하거나 동 주파수 범위내의 기계적 에너지를 전기 에너지로 변환하는 장치

2. 초음파 의료기기의 안전성에 대한 고려사항

1) 초음파 피폭량 한계

1976년 미국 FDA에서는 초음파 의료기기의 출력의 제한치를 제시했다. 제한 수준은 (1) 안과용 제품, (2) 태아 또는 기타 (복부용, 소아용, 작은 부분을 포함함), (3) 심장용, (4) 말초혈관용으로 나누었다. 제한 수준의 최대값은 생체 조직 내 온도 상승과 관계 깊은 공간피크 시간 평균 세기(I_{SPTA})로 나타내며 [표 7-1]과 같다.

표 7-1 미국 FDA의 초음파 의료기기 출력 제한 수준 (1976년 기준)

구분	제한 수준의 최대치
안과용	17 mW/cm^2
태아 또는 기타	94 mW/cm^2
심장용	430 mW/cm^2
말초혈관용	720 mW/cm^2

2) 초음파 의료기기의 안전한 사용을 위한 권고 사항

진단 및 자극용으로 사용되는 초음파 의료기기를 안전하게 사용하기

위한 본 가이드 라인의 권고사항은 다음과 같다.

A. 초음파 의료기기는 사용 중에 사용자가 볼 수 있도록 초음파 출력값을 화면에 표시하여야 한다.

B. 사용자가 보는 화면에 표시되어야 하는 초음파 출력값의 종류는 다음과 같다.

B.1. 초음파 진단기기류: 음향파워, 실효 음향세기, 열지수 (TIS, TIB, TIC), 역학적 지수

B.2. 초음파 자극기류: 음향파워, 실효 음향세기

C. 초음파 진단기기류는 사용하는 주파수 범위를 제한하지 않지만, 초음파 자극기류의 사용 주파수 범위는 1 - 3 MHz 범위로 제한한다.

D. 열지수의 경우 1 미만의 사용을 권장한다.

E. 역학적 지수의 경우는 안과용과 비안과용을 구분하여 정하며, 안과용의 경우 0.23 미만을, 비안과용의 경우 1.9 미만의 사용을 권장한다.

F. 초음파 자극기류의 경우는 유효 음향세기 3 W/cm2 미만의 사용을 권장한다.

G. 초음파 의료기기의 출력에 대한 최대 허용 상한은 상기의 사용 권장 값의 4 배까지 허용한다.

H. 제조사는 제품 사용설명서에 기기의 최대 출력과 사용 권장 값에 대한 정보를 명시하여 사용자가 알 수 있도록 하여야 한다.

I. 제조사는 자체 발열 온도가 39 ℃ 미만인 초음파 변환기 만을 사용하여야 한다.

J. 사용자가 권장 사용 범위를 초과하여 사용할 때에는 노출시간에 특별한 주의를 기울여야 한다.

K. 초음파 의료기기는 주기적인 점검과 교정을 받아야 한다. 주기적 점검은 자체적으로 성능을 검사하는 행위를 말하며, 교정은 표시되는 출력 값이 정확한 지 여부를 측정하는 행위를 말한다.

L. 점검 주기와 교정 주기는 사용자가 자체적으로 정할 수 있으나, 통상 점검은 1년을 교정은 3년을 초과하지 않도록 한다.

M. 초음파 변환기(혹은 프로브)를 교체하는 경우에는 반드시 교정을 받아야 한다.

N. 상기의 권고사항들은 고강도 집속 초음파 장치에는 적용되지 않는다.

ALARA (As Low As Reasonably Achievable) 원칙

초음파가 생체에 미치는 영향을 고려하여 초음파로 검사할 때 검사가 충분히 가능한 범위에서 최소한의 출력으로 검사를 시행하고 가능한 한 최소 시간 동안 검사하는 것이 요구된다.

Ⅱ. 프로브 세척 및 소독

1. 세척, 소독, 멸균 순서

· 프로브에 묻은 혈액, 젤 등을 흐르는 물로 씻어낸다.

· 송/흡수관이나 틈이 있는 프로브는 특히 잘 씻어내야한다.

· 경식도 초음파에서처럼 체강 안으로 사용하는 프로브에서 공기나 물이 통과하는 관을 그대로 방치하면 점액 등으로 인하여 막히기 쉬

우므로 사용 직후 세척해야 한다.

· 소독액에 담그거나 가스소독을 한다.

· 프로브에 묻어있는 소독액은 흐르는 물로 씻어낸다. 가스멸균한 경우는 가스를 날려보낸다.

· 수분을 닦아내고 건조시킨 후 보관한다.

2. 세척, 소독, 멸균시 주의사항

· 커넥터 등의 금속 부분에 소독액이나 물이 닿지 않게 한다.

· 소독약에 담가 두는 경우에는 장비제조업체에서 지정하는 위치까지 소독액을 채운다.

· 소독약을 사용할 때, 지정시간을 넘지 않도록 한다. 지정시간을 초과하여 소독약에 담가 놓으면 약품이 안으로 들어가 성능저하를 일으키거나 재질의 변성을 초래할 수 있다.

· 약품의 희석 등 사용방법은 약품제조업체의 설명서를 따른다.

· 소독 또는 멸균을 할 때 지정 온도를 초과하지 않도록 한다.

· 온도가 지나치게 높으면 재질의 변성이나 성능저하가 일어날 수 있다.

· 특히 가스멸균을 할 때 효과를 높이기 위하여 압력을 높인 후 감압을 하는 경우가 있는데 이때 장비제조업체가 지정한 압력범위를 초과하지 않도록 주의한다.

· 사용 가능한 약품이나 가스는 프로브의 재질에 따라 다르기 때문에 취급설명서에 기재되어 있는 것을 사용해야 한다.

3. 소독약 및 소독 가스

① 세척 소독제

알콜 (소독용 에탄올 또는 히비텐)

역성비누 (오스반, 하이아민 등 소독력이 있는 비누)

글루타르 알데하이드

요오드

② 소독 가스

포르말린

에틸렌 옥사이드

Ⅲ. 검사 전후 점검

i. 장비 설치 시 주의사항

설치 장소는 장비를 사용할 수 있는 조건에 맞는 환경을 갖추어야 한다.

특히 아래와 같은 장소는 피하는 것이 좋다.

1) 고온 다습한 곳: 장비가 부식되거나 고장의 원인이 될 수 있다.

2) 강한 자기장이 있는 곳: 모니터 영상이 왜곡되어 표현될 수 있다.

3) 급격한 온도변화가 있는 곳: 결로현상이 일어날 수 있다.

4) 전압의 변동이 큰 곳: 기기의 오작동이 일어날 수 있다.

5) 인화성 가스가 있는 곳: 화재의 우려가 있다.

장비의 전원 코드가 벽면에 접지되어 있는지 상태를 확인한다.
여러 장비를 같은 콘센트에 연결하여 사용하지 않는다.
접지단자에 접지선 연결 여부를 확인한다.

ii. 장비 사용 전 점검

· 장비의 전원코드가 제대로 벽면의 접지선과 연결되어 있는지 확인한다.
· 프로브의 연결상태와 케이블의 꼬임 등을 확인한다.
· 프로브의 렌즈 표면에 균열이 있는지 확인한다.
· 케이블 피복상태를 확인한다.
· 장비 뒷면의 방열팬 등에 먼지 상태와 이물질 등을 확인한다.
· 모니터 표면은 정전기의 영향으로 먼지가 쌓이기 쉬우므로 자주 청소하지 않으면 영상이 흐릿하게 보일 수 있다.
· 영상기록지와 저장장치, 초음파 젤 등의 소모품을 준비한다. 필요시 멸균커버 등을 준비한다.

iii. 장비 사용 후 점검

프로브에 묻은 젤은 반드시 닦아낸다. 젤이 묻어있는 채로 방치하면 젤의 수분에 의하여 프로브에 악영향을 미칠 수 있다. 프로브 팁의 렌즈 표면에 균열이 있거나 케이블 피복이 벗겨져 있지 않은지 확인하고 이상이 발견되면 즉시 장비제조업체에 연락한다.

장비를 조작하는 콘솔에 묻은 초음파 젤은 반드시 닦아낸다. 케이블이 엉켜있는 상태로 장비를 이동하면 전선이 끊어질 수 있다.